Quick Reference
フローチャート皮膚科診療

シリーズ監修
新見正則
（新見正則医院 院長）

著者
チータム倫代
（祖師谷みちクリニック 院長）

株式
会社 **新興医学出版社**

Quick Reference Handbook and Flow Charts for Clinical Dermatology

Michiyo Cheetham, MD

© First edition, 2021 published by
SHINKOH IGAKU SHUPPAN CO. LTD., TOKYO.
Printed & bound in Japan

はじめに

　この本のお話をいただいたとき，とてもワクワクしたのと同時に私でいいのだろうか？　と思いました．

　この本のコンセプトは「他科の医師や若い医師が外来で困ったときにパッと見て治療できる」ことで，そのために薬も数あるなかから敢えて商品名で限定し，用法用量も具体的に書いてあります．

　医学は日々進歩しています．また，皮膚科の治療は内服，外用，さまざまな処置とバリエーションに富んでいます．基本的にはガイドラインに沿って治療を行います．でも，それ以外に個々のドクターの個性が出やすい科だと思います．

　あくまでこれは私のやり方です．でも，スタンダードを大きく外したり奇をてらったりはしていないつもりです．

　難しい治療は大学病院や総合病院にお任せし，どちらかというとアグレッシブになり過ぎない，身体や皮膚に優しい治療を心掛けています．また今回改めて勉強しなおし，私自身も新たな発見や記憶違いに気付くこともあり，とても有益でした．

　皮膚科の一番の特徴は，患者さんご自身にも一目瞭然で結果がわかるということです．2021年で開業して10年，外来に通ってくださっている患者さんたちに私の治療を受け入れていただいていると自負しています．そして，そのことがこの本を書く「勇気」のもとになっています．

　この本のお話をくださいました林峰子さま，新見正則先生，かわいい挿絵を描いてくださった坂本知樹さま，編集を担当してくださいました石垣光規様に深謝申し上げます．

2021年3月　チータム 倫代

目　次

湿疹・皮膚炎

物理・化学的皮膚障害

紅斑類

血管・リンパ管の疾患

膠原病

蕁麻疹・痒疹

中毒診・薬疹

水疱性・膿疱性疾患

角化症

色素異常症

88002-882 JCOPY

虫や有害動物による皮膚疾患

粘膜疹

性感染症

88002-882 JCOPY

コラム

本書のご利用にあたって

・本書は主に保険適用薬を記載していますが，一部保険適用と異なる用法がございます．また，自費診療を含みます．

・本書は使いやすさを優先に一般的に使用されている商品名で記載しています．

・本書で記載されている漢方エキス製剤の番号は株式会社ツムラの製品番号に準じています．番号や用法・用量は販売会社により異なる場合がございますので，必ずご確認ください．

・本書に取り上げた項目は，皮膚科クリニックの外来でよく遭遇する疾患に限定し，膨大な皮膚科・形成外科領域のごく一部です．また，できるだけ簡単に記述するようにしていますので，より詳細な解説については成書をご参照ください．

・薬剤の選択，用法・用量におきまして，著者の実処方に沿って記載しておりますが，この限りではありません．混合薬の割合なども各症例によって異なってまいります．使用される際には各人にてご確認，ご判断ください．

　本書における薬名，用法・用量，治療法などに関する記載は，著者および出版社にて正確であるよう最善の努力をしておりますが，医学の進歩や情報の更新により記載内容が必ずしも完全でない場合もございます．その点を十分にご理解いただき本書をご利用する際にはご注意くださいますようお願い申し上げます．

88002-882 JCOPY

本書内アイコンについて

・外 内 注 Ope 他 のアイコン：

それぞれ，外用，内服，注射，手術を示しており，他は左記以外であることを示しています．

なお，左ページに「外用」「内服」が示されている場合，薬名前のアイコンは付しておりません．

・G ● のアイコン：

各種ガイドライン掲載の薬名については G を付しております．なお，文章中の（ガ）も同様にガイドライン掲載の薬名となります．また，外用薬を混合する場合は ● を付しております．

接触皮膚炎（かぶれ）

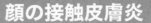

顔の接触皮膚炎 ⋯⋯⋯⋯⋯

体幹・四肢の
接触皮膚炎 ⋯⋯⋯⋯⋯

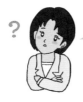

? 接触皮膚炎は身近な
ものでもおこるのね

▶ ひとこと MEMO

　左右対称でない限局性の湿疹をみたらこれを疑います．有
機溶剤（除光液など），界面活性剤（洗剤など），植物などに
よる刺激性接触皮膚炎，ゴム，金属，抗菌外用薬，植物など
によるアレルギー性接触皮膚炎，湿布や染毛剤など＋紫外線
による光アレルギー性接触皮膚炎または薬剤内服後などにお
こる光毒性皮膚炎などがあります．ステロイド軟膏で素早く

······▶ 外**キンダベート軟膏** G 5 g 1日1～2回塗布

顔は皮膚が薄く外用薬の吸収率が高いため，マイルドクラスのステロイド軟膏を使用します．他にロコイド軟膏，リドメックスコーワ軟膏など．

······▶ 外**アンテベート軟膏** G 10～50 g 1日数回塗布

比較的皮膚が厚い部分にはベリーストロングクラス以上のステロイド軟膏を使用します．他にフルメタ軟膏，マイザー軟膏，デルモベート軟膏など．

治しましょう．長引くと色素沈着がおこることがあります．顔面はステロイド外用薬の副作用である皮膚の萎縮，菲薄化，毛細血管拡張，ニキビなどが生じやすいため，ベリーストロングクラス以上は原則禁忌です．ストロングクラス以下，できればマイルドクラスのステロイド軟膏で治療しましょう．

特定部位の接触皮膚炎

瞼の接触皮膚炎 ············

手の接触皮膚炎 ············

子供のおむつ皮膚炎 ············

▶ ひとこと MEMO

　手湿疹は接触皮膚炎の他にアトピー性皮膚炎，真菌感染，掌蹠膿疱症などでもおこります．真菌感染以外は夜寝る前，アンテベート軟膏を塗布した手に亜鉛華軟膏を塗布したリント布を貼付して寝ると，早期に皮膚炎が軽快することがあります．可能であれば手を洗うごとに保湿剤を塗布するなど，保湿指導も大事です．

88002-882 JCOPY

…▶ 外 **プレドニン眼軟膏** G 5g 1日1〜2回塗布

瞼は顔面のなかでも特に皮膚が薄く，強い軟膏は使用できません．眼軟膏でもネオメドロール EE 軟膏はフラジオマイシンにかぶれることが多く要注意です．

…▶ 外 **アンテベート軟膏** G 5g
　　　＋亜鉛華軟膏 5g 🩹 1日数回塗布
　and 外 **ヒルドイドソフト軟膏**
　　　　　　　　　25〜50g 1日5〜6回塗布

美容師や洗剤をよく使う人に多く，治療が難しいです．亜鉛華軟膏を混合もしくは重ね塗りすると軟膏の定着がよく効果が上がります．保湿も必須．

…▶ 外 **アズノール軟膏** 10g
　　　＋亜鉛華軟膏 10g 🩹 おむつ交換の際塗布

検鏡で真菌がないことを確認したら，アズノール軟膏と亜鉛華軟膏の混合薬がお勧めです．ステロイド軟膏を使用しなくてもきれいに治ることが多いです．

　左記以外では頭：染毛剤，育毛剤，シャンプー，リンスなど．顔面：化粧品，眼鏡，マスク，ビューラー，サンスクリーン剤，ピアスなど．頸部：ネックレス，衣類，シャンプー，リンスなど．体幹：下着，ベルトバックル，柔軟剤，制汗剤，避妊具などによる接触皮膚炎が多く，いずれも外用または抗ヒスタミン薬の内服も加えて治療します．

陰部の痒み

軽症 ....

改善なければ ....

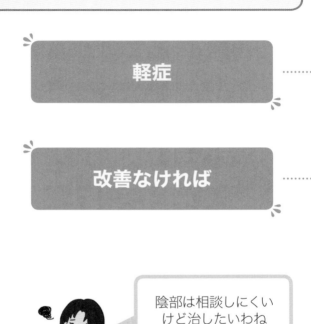

陰部は相談しにくい
けど治したいわね

　小児や高齢女性に多い印象があります．白癬やカンジダなどの真菌症，ケジラミ，ヘルペス等の感染症を除外します．アトピー性皮膚炎の部分症状，おむつ皮膚炎（接触皮膚炎参照），乾燥などで生じることも多く，女性の閉経後は，膣粘膜の萎縮に伴う分泌液減少により痒みを生じることも多いですが，原因不明なこともあります．陰部は皮膚が薄いため薬剤

┈┈▶ 外**アズノール軟膏** 10g
　　　＋亜鉛華軟膏 10g
　or 外**オイラックスクリーム**

10g 1日数回塗布

┈┈▶ 外**キンダベート軟膏** 5g
　　　＋亜鉛華軟膏 5g 　1日1～2回塗布

の吸収率が高いこと，また湿潤環境のため，強いステロイド
外用を続けると真菌感染の原因になることもあります．感覚
も敏感で激性の強い外用剤は向きません．

うっ滞性皮膚炎

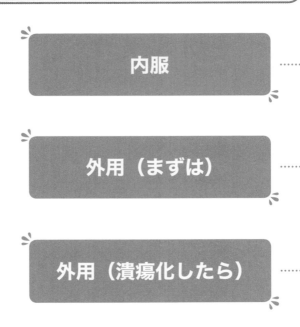

内服 ....

外用（まずは） ....

外用（潰瘍化したら） ....

▶ ひとこと MEMO

▶ ひとこと MEMO

難治ですが，長時間の立位回避，弾性靴下着用指導などとともに桂枝茯苓丸㉕がファーストチョイスです．漢方薬はまず14日程度処方し，経過をみます．苦なく服用できたら症状を見ながら半年以上継続します．外用はまず非ステロイドで消炎効果のあるアズノール軟膏で，炎症が強い場合は，一時的にステロイド軟膏であるフルメタ軟膏なども有効です

········▶ # 桂枝茯苓丸㉕
けい し ぶくりょうがん

7.5 g 1 日 3 回分服　食前または食間 14 日間〜

赤黒く硬化した皮膚への改善効果があります.

········▶ # アズノール軟膏 20 g 1 日数回塗布

消炎効果と傷んだ皮膚の再生促進効果があります. 炎症が
強ければ一時的にフルメタ軟膏 5 g なども塗布.

········▶ # 亜鉛華軟膏 30 g 1 日数回塗布

皮膚潰瘍には他にヨードコート軟膏なども有効ですが, 血
中ヨウ素濃度の上昇に注意. ハイドロサイトなどの創傷被
覆材も有効です.

が, 熱感, 赤味が消退したらステロイド軟膏は皮膚が菲薄化
するため中止します.
　潰瘍を伴う場合は亜鉛華軟膏で. 他にヨードコート軟膏,
アクトシン軟膏, プロスタンディン軟膏なども選択肢とし
て. 皮膚の上皮化にはハイドロサイトなどの創傷被覆材も有
効です.

皮脂欠乏性皮膚炎

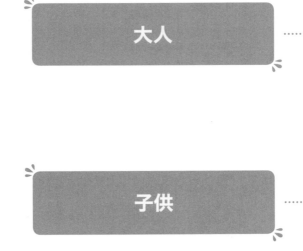

大人 ⋯⋯⋯⋯

子供 ⋯⋯⋯⋯

▶ ひとこと MEMO

　特に冬場，高齢者によく見られ，下腿伸側，腰腹部が好発部位ですが，全身に生じます．皮膚が薄い小児にもよくみられます．保湿以外の外用剤は非ステロイドのものをまず使用し，痒みが強い場合は接触皮膚炎で記載したステロイド軟膏を追加します．漢方薬も有効で，当帰飲子❽❻，真武湯❸⓪がおすすめです．また，入浴時皮脂を落としすぎている可能性が

▶ 外 ヒルドイドクリーム
100 g 1日数回塗布
and 外 レスタミンコーワクリーム
50 g 1日数回塗布

まずは保湿. ヒルドイドクリームはソフト軟膏よりさらっとした触感で, 近年その保湿効果が注目されています. 痒い部位にはレスタミンコーワクリームを.

▶ 外 ヒルドイドソフト軟膏
100 g 1日数回塗布
and 外 アズノール軟膏 20 g
＋亜鉛華軟膏 10 g 💊 1日数回塗布

子供は皮膚が薄く乾燥しやすいため, まずヒルドイドソフト軟膏を. クリームよりべとつきますが炎症部でも刺激が少ないため子供向きです.

あるため, 毎回バスタブに浸かるならば石鹸は週2回程度で充分. しかもできれば固形石鹸を手で泡立てて直接手で洗うよう指導しています. 着衣もチクチク感がなく柔らかい, かつ通気性, 吸湿性の良い, 綿やシルク, ウールなどを選ぶことをおすすめします.

アトピー性皮膚炎：1

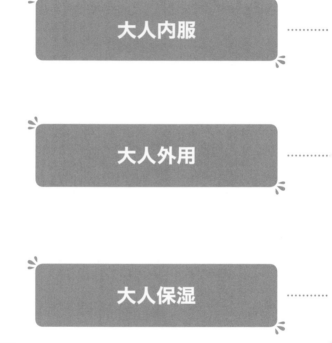

大人内服 ....

大人外用 ....

大人保湿 ....

▶ ひとこと MEMO

　アトピー性皮膚炎は症状に個人差が大きく，よりオーダーメイド的治療が必要です．治療は外用薬，保湿薬は必須，内服も抗ヒスタミン薬に加え，漢方薬も時に有効です．ステロイド外用薬の使用を怖がる患者さんを散見しますが，副作用への誤認識によると思います．まずはよい状態にし，それをキープすることが大事で，ひどい湿疹のまま掻き続けていて

88002-882 JCOPY

·····▶ **ビラノア** 20 mg **G** 1日1回空腹時 14 日間〜
and **白虎加人参湯❸❹**
びゃっこかにんじんとう
9 g 1日3回分服　食前または食間 14 日間〜

ビラノア，ルパフィンなど抗ヒスタミン薬第 2 世代（ガ）に
加え，漢方薬の白虎加人参湯❸❹，当帰飲子❽❻が意外なほど
効くことがあります．

·····▶ **アンテベート軟膏** **G** 30 g
＋亜鉛華軟膏 20 g 🔵 1日1〜2回塗布
and 顔面には **プロトピック軟膏** **G**
5 g 1日1〜2回塗布

体幹，四肢にはベリーストロングクラス以上のステロイド
軟膏，顔にはプロトピック軟膏またはマイルドクラス以下
のステロイド軟膏．

·····▶ **㊌ヒルドイドソフト軟膏**
100 g 1日数回塗布

保湿は必須です．

はアレルギー反応が持続し，決して改善には向かえません．
ステロイド外用薬は，皮膚が薄い顔などの部分にストロング
クラス以上のものを長期間使用し続けると，確かに皮膚の菲
薄化，ニキビ様皮疹，毛細血管拡張などを生じさせます．ス
テロイド外用薬は減らし方が大事なのです．注意深く徐々に
塗布回数を減らすことが肝心です．

アトピー性皮膚炎：2

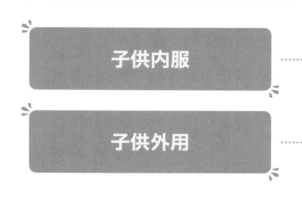

子供内服

子供外用

子供保湿

大人，子供問わず，皮疹がコントロールできた寛解後も週2回程度のステロイド外用を続けるプロアクティブ療法が推奨されています．よい状態をキープすることで痒みが抑えられ，掻かないことで皮膚の過敏な状態も沈静化してきます．掻かないことを続けられたら正常な状態の皮膚に戻すことができます．当たり前のようですが，これが難しいのです．皮

88002-882 JCOPY

····▶ **アレグラ** G

　30 mg 1 日 2 回 14 日間（7 歳以上 12 歳未満）〜

子供のアトピー性皮膚炎も，外用でコントロールが難しいときは抗ヒスタミン薬第 2 世代を処方します．

····▶ **フルメタ軟膏** G 20 g
　　＋亜鉛華軟膏 10 g

体幹，四肢 1 日数回塗布

or **キンダベート軟膏** G 20 g
　　＋亜鉛華軟膏 10 g

体幹，四肢 1 日数回塗布

and 顔には**プロトピック軟膏小児用** G

5 g 1 日 1〜2 回塗布

（2 歳以上．年齢，体重による塗布量の規定あり）

····▶ 外**ヒルドイドソフト軟膏** G 100 g
　or 外**プロペト** 100 g 1 日数回塗布

疹のみならず，皮膚が乾燥していると衣服の繊維の刺激やアレルゲンの侵入を受けやすくなりますので，保湿をして皮膚のバリアを保つことも大事です．特に小さい子供は体内水分量が多くみずみずしいと思われがちですが，皮膚が薄いため乾燥もしやすいです．大人以上にしっかり保湿しましょう．

アトピー性皮膚炎：3

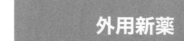

外用新薬 ....

注射新薬 ....

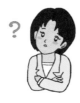

? 医学は日進月歩．
新薬も勉強しなくてはね

▶ ひとこと MEMO

　コレクチム軟膏はステロイド外用薬，プロトピック軟膏に
次いで新たに 2020 年 6 月に保険適用で販売開始となった，
ヤヌスキナーゼ阻害剤の外用薬です．16 歳以上で主に軽症
のアトピー性皮膚炎の治療薬です．プロトピック軟膏に比べ
皮膚への刺激感がないのが目玉．デュピクセントは 2018 年
発売のシリンジに加え，2020 年 11 月に自己注射用ペンが販

▶ コレクチム軟膏

5g〜 1日2回塗布
1回あたりの塗布量は5gまで 16歳以上

▶ デュピクセント

300 mg 皮下注射 投与開始のみ2本，
その後2週間毎に1本ずつ

売開始になった，ヒト型抗ヒト IL4/13 受容体モノクローナル抗体デュピルマブ（遺伝子組み換え）製剤で，高額療養費制度対象となります．主に従来の治療法で寛解に至らない成人の中等症から重症の患者さんが対象となります．外用薬と併用可能です．喘息などアトピー性皮膚炎以外のアレルギー性疾患の治療を受けている場合は主治医との相談が必要です．

脂漏性皮膚炎

顔の赤み，痒み，痂皮 ‥‥‥‥‥

頭のフケ，痒み，赤み ‥‥‥‥‥

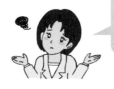

疲労でも顔の赤みや
頭のフケがでるのね

▶ ひとこと MEMO

　脂漏性皮膚炎は，顔では，主に髪の生え際，眉付近，鼻唇
溝などの脂漏部，頭皮では側頭部〜全体に多発，時に腋窩や
乳房下などにも生じる赤くて粉を吹いたような湿疹です．痒
みを伴うこともあります．皮膚の常在菌であるマラセチア属
真菌感染の関与が考えられています．主に乳児と成人に生
じ，成人では働き盛りのやや疲労気味の男女や高齢男性に多

88002-882 JCOPY

◉**ニゾラールクリーム** 10g 1日2回塗布

痒みが改善しない場合はロコイド軟膏のようなマイルドクラスのステロイド軟膏少量併用すると効果が上がる場合があります.

◉**ニゾラールローション** 20g 1日2回塗布

頭皮の脂漏性湿疹も痒みが強い場合はアンテベートローションなどを併用すると効果が上がります.

い印象があります.

　マラセチア属真菌感染症である癜風，マラセチア毛包炎にステロイド軟膏またはローションはむしろ禁忌ですが脂漏性皮膚炎では一時的な使用であれば効果が高まるため抗真菌薬外用とステロイドホルモン外用薬の併用が保険上認められています.

熱傷

I 度（赤みのみ）

· · · · · · · · · · · ·

II 度（水疱を伴う）

· · · · · · · · · · · ·

III 度（皮下に及ぶ）

· · · · · · · · · · · ·

▶ ひとこと MEMO

　熱傷は 2 週間以内に上皮化しないと瘢痕が残る可能性があり，受傷初期の治療がとても大事です．II 度以上では可能であれば連日通院で加療します．水疱は，感染予防，上皮化促進には破らないほうが望ましいですが，大きければ注射器で吸引，破れたら創傷被覆材を併用します．外用剤は上記の他にアクトシン軟膏（ガ），プロスタンディン軟膏（ガ），フィ

▶ 外エキザルベを初日，
2日目から外アズノール軟膏 G
を赤みがとれるまで塗布

▶ 外アンテベート軟膏 G を初日，
2日目から外エキザルベを数日間，
次に外アズノール軟膏を上皮化するまで塗布
水疱が破れたら他ハイドロサイト
or 他ハイドロサイト銀 G
などの創傷被覆材を併用

▶ 外ゲーベンクリーム G 塗布，
Opeデブリードマン and 植皮手術 G を検討

ブラストスプレー（ガ）など，創傷被覆材には主にハイドロ
サイトを使用しています．ハイドロサイトは単独でも使用し
ますが，アズノールなどの外用薬を併用すると上皮化促進が
見込めます．オプサイトロールフィルムで固定すると便利で
す．浸出液が減少したらデュオアクティブも有効です．関節
部の拘縮予防にはシカケア（自費）も有効です．

日光皮膚炎（日やけ）

水疱を伴う赤み，熱感 ………

赤みが落ち着いたら ………

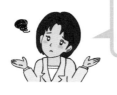

日やけは放置すると
シミの元になるわね

▶ ひとこと MEMO

　外用は，まずリンデロンVローションを数日間．日やけは
広範囲に及ぶことが多く，熱傷分類では真皮浅層Ⅱ度程度ま
でのものが多いため，べたつく軟膏よりもローションのほう
が塗布しやすく，使用感もよいです．熱と赤みがさめて黒く
なり薄い皮膚剥離が始まったらヒルドイドローションで保湿
を続けます．治療，保湿を怠ると皺，シミの原因になります．

···▶ 外 **リンデロン V ローション**

20〜50 g 1 日 1〜2 回塗布

日やけは広範囲なことが多く，塗布しやすいローションタイプのステロイド外用薬がおすすめです．

···▶ 外 **ヒルドイドローション**

50〜100 g 1 日数回塗布

広範囲の日やけは鬱熱して脱水や熱中症にもなりやすく要注意です．水分補給はもちろんですが，漢方薬の黄連解毒湯⑮も身体を冷やす効果が高く，4〜5 日程度の内服で熱中症予防に効果が期待できる可能性があります．

化学熱傷

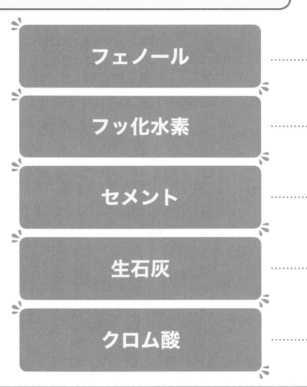

フェノール …………

フッ化水素 …………

セメント …………

生石灰 …………

クロム酸 …………

▶ ひとこと MEMO

　化学熱傷も基本は通常の熱傷同様，受傷直後は十分量の流水で 15〜30 分洗い流します．皮膚障害を防ぐためにはフェノールなど一部を除きできるだけ中和剤は使用しないようにします．洗浄後は熱傷の治療に準じますが，中には初期治療が特殊，かつ重要な場合があります．カルチコールは投与量が厳密に決まっており，血中 Ca 濃度の測定も必要です．酸

⋯⋯▶ 水に溶けない．㊤**ポリエチレングリコール**
（化粧品，シャンプーなどの溶剤）で洗浄
or ㊤**無水エタノール** 🄶 で中和

⋯⋯▶ ㊟**カルチコール注射液** 🄶 35〜70 mL
を皮下注射または静脈注射，時に動脈注射

⋯⋯▶ 強アルカリ．十分に払い落とした後に水洗浄 🄶

⋯⋯▶ 水と反応し発熱する．強アルカリ．十分払い落として
水洗浄 🄶

⋯⋯▶ 皮膚からの吸収が速く毒性が強い．組織の除去，透析
が必要なことも

による場合は凝固壊死，アルカリによる場合は蛋白融解を起
こし，一般にはアルカリのほうが深く侵されます．広範囲な
場合や，びらん，潰瘍を伴う場合は手術が必要になったり，
肝臓，腎臓障害などを招くこともあります．できるだけ早期
に総合病院を紹介し，専門的な治療が必要です．

凍瘡 (しもやけ)

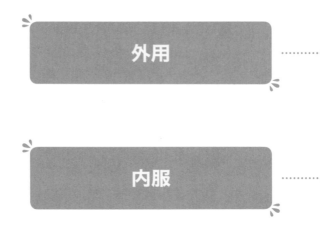

外用 ....

内服 ....

▶ ひとこと MEMO

　凍瘡 (しもやけ) は厳寒期の前後の時期に寒冷刺激の繰り返しでおこります．雪山など急激な寒冷による組織の障害は凍傷と言います．凍瘡の治療は外用が中心です．ユベラ軟膏は保湿効果もあり，刺激もなく使いやすい薬です．紫雲膏(501)は一名潤肌膏といわれるそうです．赤紫の独特な色と，含まれているごま油などの独特な香りがあります．特にあかぎ

88002-882 JCOPY

····▶ **ユベラ軟膏** 56 g 1日数回塗布

or **紫雲膏** ㊿ 5〜20 g 1日数回塗布

ユベラ軟膏はビタミンE製剤（ビタミンAも含む）で，末梢循環の改善効果，保湿効果があります．紫雲膏㊿は保険適用外ですが凍瘡（しもやけ）によく効きます．

····▶ **当帰四逆加呉茱萸生姜湯** ㊳

or **温経湯** ⑩⑥

or **桂枝茯苓丸** ㉕

ともに 7.5 g 1日3回分服 食前または食間 14日間〜

当帰四逆加呉茱萸生姜湯㊳は身体を温める薬の代表．温経湯⑩⑥は口唇の乾燥を伴う人によく効きます．桂枝茯苓丸㉕は顔は火照る一方手足が冷える人に．

れ，しもやけによく効きます．軽いしもやけなら紫雲膏㊿だけでも有効なことが多いです．ただしその強い赤紫色が靴下，手袋など衣類に着色すると落ちにくい場合があります．香りも好き嫌いがあるため 5〜10 g 程度処方して様子を見るのをおすすめします．内服が必要なら漢方薬の他，ユベラ錠 50 mg 1日 3〜6 錠 14日間など．

凍傷

第Ⅰ度（紅斑性凍傷） ……………

第Ⅱ度（水疱性凍傷） ……………

第Ⅲ度（壊死性凍傷） ……………

第Ⅳ度（四肢端の脱落） ……………

▶ ひとこと MEMO

　雪山登山，ウインタースポーツ，泥酔して寒中屋外で寝たりして生じる組織の凍結や末梢循環障害による組織障害です．四肢端，鼻尖部，耳介などに好発します．全身冷却，長時間に及べば凍死につながります．受傷直後は白色硬化し，加温で発赤，水疱，疼痛などが現れます．末端の場合はなるべく早く温めるのが効果的ですが，全身の場合は徐々に加温

88002-882 JCOPY

·····▶ 40〜42 度のお湯で患部の温浴
and 外 **プロスタンディン軟膏**

10 g 1 日数回塗布

·····▶ 温浴後 外 **プロスタンディン軟膏**

10 g 1 日数回塗布

and 内 **ユベラ** 100 mg 1 日 3 回 14 日間〜

·····▶ **総合病院を紹介**

·····▶ **総合病院を紹介**

します．急速に加温すると血流が皮膚に集中し，ショックを起こす可能性があります．

軽症の場合はプロスタンディン軟膏の他，アクトシン軟膏，ユベラ軟膏など，潰瘍化したらフィブラストスプレーなども使用します．重症患者さんがクリニックに来院する可能性は低いですが，万が一の場合，即座に総合病院紹介を！

多形滲出性紅斑

まずは問診で
薬剤服用の有無を確認 ....

次に溶連菌検査. 簡易
キットで溶連菌＋の場合 ....

マイコプラズマを
疑ったら ....

それ以外の場合 ....

改善なければ ....

▶ ひとこと MEMO

多形滲出性紅斑は軽症のものから, Stevens-Johnson Syndrome または TEN にすすむ重症のものまでさまざまです. 主として四肢伸側の左右対称, ほぼ円形で辺縁が隆起し中央がやや陥凹して標的状といわれる特徴的な浮腫状紅斑が生じます. 原因は上記のような薬剤, 細菌以外にヘルペスウイルスなどによるウイルス感染, クラミジアなどの感染, 膠

88002-882 JCOPY

……▶ 服用中止可能なものは中止
（特に解熱鎮痛薬，抗菌薬，抗けいれん薬など）

……▶ 内**サワシリン** 250 mg 1 日 3 回 10 日間

……▶ 内**クラリス** 200 mg 1 日 2 回 7〜14 日間

……▶ 外**アンテベート軟膏** 30 g 1 日1〜2回塗布,
and, or 内**アレグラ**

60 mg 1 日 2 回 7 日間〜

……▶ 内**プレドニゾロン**

0.5〜1 mg/kg/日　様子をみながら漸減

原病，悪性腫瘍，食物などがあります．軽症の場合は外来での通院治療が可能ですが，結膜，口唇，口腔粘膜などの水疱，びらんが認められたら重症化のサインです．直ちに入院治療が必要です．

顔面紅斑

外用

内服

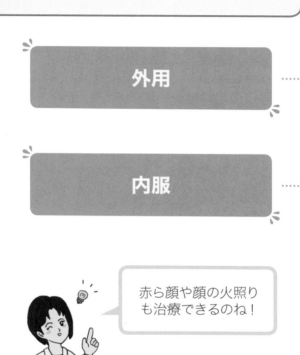

赤ら顔や顔の火照り
も治療できるのね！

▶ ひとこと MEMO

　膠原病，心臓病，肝臓病などをまず否定する必要がありま
す．更年期や，寒い場所から急に温かい場所に移動した際に
は顔が赤くなりやすいですが，それらと無関係に赤い人もい
ます．桂枝茯苓丸㉕内服とアズノール＋亜鉛華軟膏混合で治
療可能です．ともに即効性には乏しいですが，2週間後に再
診し，少しでも改善傾向が認められたら続行しましょう．ス

・・・▶ **アズノール軟膏** 10ｇ
　＋亜鉛華軟膏 10ｇ 🥚 １日２回塗布

・・・▶ **桂枝茯苓丸㉕**
　　（けいしぶくりょうがん）
　　7.5ｇ １日３回分服 食前または食間 14日間〜

顔面紅斑に比較的高頻度で効きます．まれに即効性があります．

テロイド外用は一時的に赤みを軽減する効果があっても，長期使用で逆に酒さ様皮膚炎やニキビ様皮疹をおこす危険性がありおすすめできません．ニキビ様皮疹を伴う場合はマクロライド系，テトラサイクリン系，ニューキノロン系の抗菌薬の短期間内服と，ゼビアックスローションなどの外用剤を併用すると効果的な場合があります．

手掌紅斑

ファーストチョイス ....

セカンドチョイス ....

? 手だけの赤み, 火照りも治せるかも？

▶ ひとこと MEMO

　まずは肝機能障害がないかをチェックします．慢性肺疾患，膠原病，妊娠の有無も調べる必要があります．それらが否定できたら漢方薬で治療しましょう．手掌紅斑の原因は血中エストロゲン値の上昇が関与していると考えられていますが，全身への影響を考えるとホルモン剤使用は躊躇せざるを得ないと思います．このような場合は漢方薬の出番です．上

·····▶ 内 **三物黄芩湯** (さんもつおうごんとう) ㉑

   7.5g 1日3回分服　食前または食間 14 日間〜

  手足のほてりをとる薬です．冷やす生薬のみで構成されて
  おり，冷え症の人には向きません．

·····▶ 内 **温経湯** (うんけいとう) ⑯

   7.5g　1日3回分服　食前または食間 14 日間〜

  身体を冷やさずに手掌紅斑を改善できる可能性があります．

記 2 つの漢方薬はともに手足のほてりに効くとされるもの
です．三物黄芩湯 (さんもつおうごんとう) ㉑は冷やす効果で男性向きまたは夏向き，
温経湯 (うんけいとう) ⑯は温める効果で女性向きまたは冬向きといえるで
しょう．

下肢静脈瘤

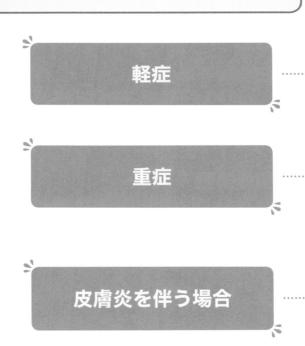

軽症 ....

重症 ....

皮膚炎を伴う場合 ....

　静脈瘤の原因は長時間の立ち仕事などによる静脈内の逆流防止弁の不具合，妊娠，深部静脈血栓症などです．治療は血管外科や形成外科で行う場合が多いですが，皮膚炎を伴う場合は皮膚科でも合わせて治療します．重症になると整容的問題に加え，下肢疲労感，浮腫，疼痛，皮膚炎，皮膚の硬化，皮膚潰瘍を伴ってくる場合が多いです．

88002-882 JCOPY

·····▶ 他**圧迫療法** G 弾性ストッキング，弾性包帯など

·····▶ ①注薬剤注入で：**硬化療法**（ガ）
　②Ope手術で：**高位結紮術**（ガ），
　　　　　　ストリッピング手術（ガ）
　③他レーザー，ラジオ波で：**血管内焼灼術**（ガ），
　　　　　　　　体外照射など

·····▶ 上記に加え「うっ滞性皮膚炎」の項目で紹介の治療

　静脈瘤は何より予防が大事です．まだ静脈瘤になっていな
くても，皆様の周囲で立ち仕事が多い方などには，弾性ス
トッキングの着用，下腿の筋ポンプ効果を期待できるような
ウォーキングなどの適度な運動などをおすすめしましょう．

リンパ浮腫

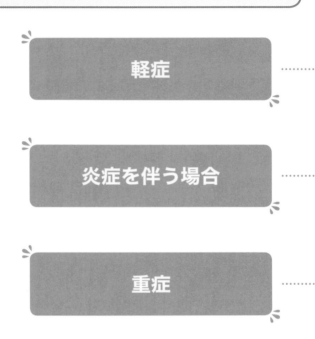

軽症 ....

炎症を伴う場合 ....

重症 ....

　リンパ浮腫には特発性，続発性があります．続発性リンパ
浮腫の原因には悪性腫瘍のリンパ節転移や，乳がん，子宮が
んの術後のリンパ節郭清後などの閉塞性のリンパ浮腫，フィ
ラリア，細菌，真菌，ウイルスなどの感染，外傷などがあり
ます．続発性の場合の治療は，原疾患の治療で改善すること
を除けば困難なことが多く，リンパ管吻合などの難しい手術

····▶ 弾性ストッキング，弾性包帯などによる圧迫

内**五苓散** ⑰ or 内**防已黄耆湯** ⑳
or 内**柴苓湯** ⑭

ともに 7.5 g 1 日 3 回分服 食前または食間 14 日間〜

···▶ 外**クラリス**
200 mg 1 日 2 回分服 2×7 日間など抗菌薬内服

····▶ Ope**リンパ管静脈吻合術**など

を行っても顕著な改善がみられないことも多いです．特発性
の場合は漢方薬が思いがけず著効する場合があり，試してみ
る価値はあると思います．

エリテマトーデス，強皮症，皮膚筋炎など

徴候を見逃さない！専門病院を紹介

いずれもステロイドホルモン内服，免疫抑制剤，生物学的製剤など専門的な治療を要します．

膠原病はなぜか女性と若い人に多いわね

▶ ひとこと MEMO

　SLE は微熱から高熱までの発熱，全身倦怠感，関節痛，浮腫，レイノー現象，脱毛，口腔内潰瘍などの全身症状と頬に有名な蝶形紅斑などが認められます．全身強皮症はレイノー症状，手指末梢側，顔面などから始まる左右対称の皮膚の硬化，皮膚筋炎は四肢近位筋の筋力低下，全身倦怠感，発熱，皮膚の有名なヘリオトロープ疹，ゴットロン徴候などで診断します．

　知っているようで知らない？　皮膚は大事なバリアです．皮膚はいうなれば層状に敷いたタイルのようなもので，隙間なくきちんと並んでいれば水も油も汚れもはじきます．でも目地が緩んでいるとたちまち水漏れを起こし，カビなど外敵が中に入り込み，しいては壁や床まで浸食されてしまいます．

　皮膚のバリアには，顆粒層で産生されるフィラグリンというたんぱく質が分解されたアミノ酸などからなる「天然保湿因子」，セラミドなどからなる「角質細胞間脂質」，皮脂腺から分泌される「皮脂」，またはそれと汗がまじりあって形成される「皮脂膜」が関与します．皮膚は傷や乾燥やびらんなどがなければアレルゲン物質や細菌などをブロックします．逆に体内の水分を逃さないように守ります．テープを手から無理なく剥がして他の部位や物に貼れるのも手指の皮膚に皮脂膜があるからです．逆にやけどなどで皮膚バリアが壊れるとたちまち浸出液が漏出し，感染症の危険性も高まり，やけどの範囲によっては生命の危険性がでてきます．

　皮膚が乾燥したり炎症が生じると痒みを感じさせる神経線維が表皮内に伸びてきます．そうすると少しの刺激で痒みを感じるようになり，掻把行為で悪循環に陥ります．また，皮膚には，骨髄で作られて表皮有棘層に存在し免疫を司るランゲルハンス細胞があります．外部から侵入する細菌，ウイルス，カビ，化学物質，放射線，紫外線，温熱寒冷刺激などを脳に伝えます．皮膚の状態を正常に保つことは健康な生活には欠かせないことなのです．

蕁麻疹

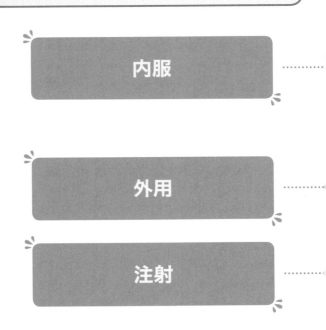

内服 ....

外用 ....

注射 ....

▶ ひとこと MEMO

　蕁麻疹は食品，薬剤，物理的刺激，運動などさまざまな原因により，痒み，紅斑を伴う一過性膨疹として出現します．疲労，ストレス，感染，基礎疾患などが背景に存在することもあり，原因を特定できないことも多いです．明らかな直接的誘因がなく発生するものを特発性蕁麻疹といい，蕁麻疹の約 3/4 を占めます．膨疹の多くは 24 時間以内で消退します

88002-882 JCOPY

⋯⋯▶ **デザレックス** Ⓖ

5 mg 1日1回いつでも7日間,

or **ルパフィン** or **ビラノア**

他にもアレグラ, タリオン, アレロックなど抗ヒスタミン薬
第2世代 (ガ). 原則ステロイド内服は使用しませんが, 重
症度, 原因にもよります (ガ).

⋯⋯▶ **レスタミンコーワクリーム** Ⓖ

50 g 1日数回塗布　など

原則ステロイド外用は使用しませんが, 重症度によります(ガ).

⋯⋯▶ 注**強力ネオミノファーゲンシーP静注**

20 mL　静脈注射

or 注**ゾレア** Ⓖ 300 mg

4週間毎皮下注射, 12歳以上

ゾレアは特発性慢性蕁麻疹で治療抵抗性のもの (ガ). 総合
病院を紹介します.

が, 繰り返すことも多く, 6週間以上続くと慢性蕁麻疹と呼
び, 治療が難しくなります. 蕁麻疹の治療は, 原因がある場
合はまずその除去をし, 抗ヒスタミン薬第2世代の内服が第
一選択です.
　特殊なケースとして, 食物依存運動誘発アナフィラキシー
があり, エピペンの携帯が必要です.

痒疹

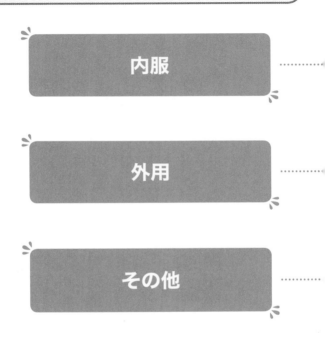

内服

外用

その他

▶ ひとこと MEMO

　痒みの強い丘疹，結節を主体とする皮膚炎の総称です．膿
疱や鱗屑などは原則伴いません．夏のキャンプなどでブユに
刺された後掻破を繰り返して生じたり，アトピー性皮膚炎に
合併したり，妊娠を契機に発症することが多いですが，原因
不明なことも少なくありません．痒みが強く，治療に難渋し
ます．抗ヒスタミン薬内服，ステロイド外用のみでは効果が

····▶ **ルパフィン** 10 mg 1日1回いつでも 14日間〜
or **デザレックス** or **アレロック**

な　　　　　　　　　　　　　どの抗ヒスタミン薬第 2 世代

····▶ **アンテベート軟膏** 10 g
　　＋亜鉛華軟膏 10 g 🍫 1 日数回塗布

効果がなければデルモベート軟膏などのストロンゲストの
ステロイド外用薬.

····▶ **液体窒素冷凍療法** 1〜2 週間に 1 回

経験上はかなり有効です.

不十分で長引くことが多く，液体窒素による冷凍療法の併用
は効果的です．他に，ステロイド（ケナコルト-A）局注，紫
外線照射などもあります.

薬疹

> 1日みて改善なければ
> もしくは来院当日から

> さらに1日みて
> 改善なければ

> 結膜，口腔粘膜の
> びらんなどが生じたら

▶ ひとこと MEMO

　全身に及ぶまたは多彩な皮疹をみたらまず服用薬の確認を
します．薬疹はさまざまな薬剤でおこり得ますが，抗菌薬，
解熱鎮痛消炎薬，抗てんかん薬，造影剤，抗腫瘍薬，降圧薬
などが多いです．薬により出現する頻度の高い皮疹の型があ
り，播種状紅斑丘疹型が最も多く，主に抗菌薬やパナルジン
などの抗血栓薬，造影剤，解熱鎮痛消炎薬などが原因です．

88002-882 JCOPY

まずは可能な限りすべての内服を中止.

……▶ 内**アレグラ** 60 mg 1日2回 7日間

……▶ 内**セレスタミン配合錠**
　　　　　　　　1日3回から 3日ごとに1錠ずつ漸減

……▶ 　SJS，TEN を疑い，入院治療が必要

　他に多形紅斑型，SJS 型など多様です．同一の薬剤でも異なる皮疹を発現することもあります．薬剤投与から数分〜数時間で出現するものもあれば数ヵ月以上で出現するものもあります．通常は内服後2週間程度での出現が多いとされています．軽症の場合はパッチテストなどで原因薬剤が特定，除去できれば軽快することが多いです．

天疱瘡・類天疱瘡

天疱瘡は表皮内水疱症
ニコルスキー現象陽性

....

類天疱瘡は表皮下水疱症
ニコルスキー現象陰性

....

水疱を伴う皮膚疾患
は注意深く診察ね

▶ ひとこと MEMO

　天疱瘡は表皮細胞接着を司る分子に対する自己抗体，類天疱瘡は表皮基底細胞と基底膜との接着を司る分子に対する自己抗体により発症します．ニコルスキー現象は一見正常な皮膚に刺激を加えると水疱化または水疱を圧迫すると周囲に拡大することで，天疱瘡の他，TEN：中毒性表皮壊死症やSSSS：ブドウ球菌性熱傷様皮膚症候群でも見られ，重症の

········▶ **迷わず総合病院を紹介**

········▶ **こちらも総合病院紹介**

サインです（SSSS は新生児，乳幼児では早期の入院加療で予後良好ですが，成人では予後不良）．

　迷わず総合病院を紹介しましょう．天疱瘡群，類天疱瘡群の中では水疱性類天疱瘡が最も頻度が高く，利尿薬，降圧薬，抗菌薬，糖尿病治療薬との関連，神経疾患，悪性腫瘍との合併が報告されています．

掌蹠膿疱症

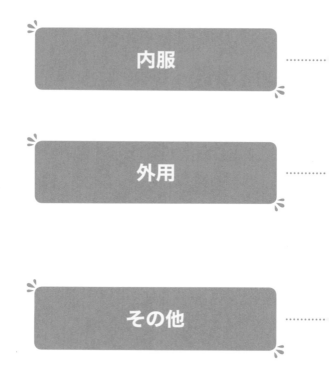

内服 ....

外用 ....

その他 ....

▶ ひとこと MEMO

　掌蹠膿疱症は，手掌と足底に対称性に紅斑や落屑を伴う小膿疱が生じる疾患で，一見，白癬症と似ています．まずは検鏡で白癬菌がないことを確認します．約10%に骨関節炎を合併し，治療に難渋する疾患の一つです．歯科金属によるアレルギー，病巣感染，喫煙との関連が指摘されています．金属パッチテストなどを行い，アレルギーが確認されたら歯科

ミノマイシン

50 mg 2〜4 錠 1 日 2 回分服 14 日間〜

and, or **三物黄芩湯**(さんもつおうごんとう)(121)

7.5 g 1 日 3 回分服 食前または食間 14 日間〜などの漢方薬

オキサロール軟膏 10 g に
アンテベート軟膏 10 g など

ベリーストロング以上のステロイド外用を重ねて塗布.
症状に合わせてステロイド外用薬を増減

and **ヒルドイドソフト軟膏**

25 g〜100 g で保湿

紫外線照射, **歯科金属**の除去,
扁桃腺摘出術など

▶ ひとこと MEMO

金属除去を行うのも治療法の一つです. 治療は他にステロイド軟膏, オキサロール軟膏, 保湿剤外用などの外用薬を使用します. そのほかミノマイシンなどの抗菌薬の内服, 紫外線照射, 免疫抑制剤療法, 病巣感染が疑われたら扁桃腺摘出術, 虫歯や胆嚢炎治療などもあります. また, 三物黄芩湯(さんもつおうごんとう)(121)など漢方薬も有効なことがあります.

乾癬

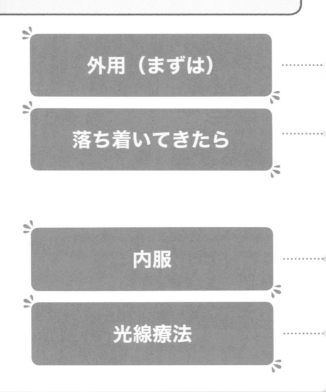

外用（まずは） ....

落ち着いてきたら ....

内服 ....

光線療法 ....

▶ ひとこと MEMO

　乾癬には①尋常性乾癬，②急性滴状乾癬，③乾癬性紅皮症，
④関節症性乾癬，⑤膿疱性乾癬の5型があり，②以外は難治
です．尋常性乾癬は体幹，四肢，頭部特に頭髪の生え際など
に厚い鱗屑を被った紅斑が多発し，痒みを伴うこともありま
す．特に肘，膝など機械的刺激を受けやすい部位に好発しま
す．掻破，外傷などの外的刺激で皮疹の新生が見られるケブ

88002-882 JCOPY

·····▶ **ドボベット軟膏** 15g
　　or **マーデュオックス軟膏**
　　　　　　　　　10g 1日1回塗布

·····▶ 外**ドボネックス軟膏** 10g 1日2回塗布
　　or 外**ボンアルファハイ軟膏**
10g 1日1回塗布に時々アンテベート軟膏などのベリー
ストロング以上のステロイド軟膏1日数回塗布を併用
　　and 外**ヒルドイドソフト軟膏**
　　　　　25g～200g 1日数回塗布も併用

·····▶ **ルパフィン** 10mg 1日1回いつでも内服 14日間～
などの抗ヒスタミン薬第2世代に加え**黄連解毒湯**❶❺
おうれんげどくとう
7.5g 1日3回分服 食前または食間 14日間～など

·····▶ 他**PUVA 療法**
　　または **narrow band UVB 療法**
これでコントロールできない場合は総合病院を紹介.

ネル現象,病巣部の鱗屑を剥がすと点状の出血が見られるア
ウスピッツ現象も診断の手助けになります. ある程度までは
クリニック外来でも治療可能ですが,重症の場合は,チガソ
ン,サンディミュン,レミケード,ヒュミラなどの免疫抑制
剤,生物学的製剤などによる専門的な治療が必要となります.

ジベルバラ色粃糠疹

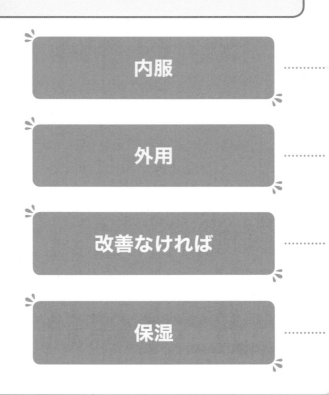

内服

外用

改善なければ

保湿

▶ ひとこと MEMO

　ジベルバラ色粃糠疹は，見た目が派手で，外来で見る頻度が高い疾患です．10〜30代くらいの男女で，主に体幹〜大腿に発症します．クリスマスツリー様配列と呼ばれる，横長の楕円形で赤く，周囲に鱗屑を伴う数 cm 大の多発する皮疹をみたらこの疾患を疑いましょう．初発疹はヘラルドパッチと呼ばれ，体幹にやや大きめの発疹がひとつ，稀に複数個生

88002-882 JCOPY

····▶ **アレグラ**
60 mg 1日2回14日間〜などの抗ヒスタミン薬第2世代

····▶ **レスタミンコーワクリーム**
50 g 1日数回塗布

····▶ 外**フルメタ軟膏** 10 g
＋亜鉛華軟膏 40 g 1日1〜2回塗布

····▶ 外**ヒルドイドソフト軟膏**
100 g 1日数回塗布など

じます．軽度の痒みを伴うか，自覚症状がないことが多いです．原因は不明ですが，ヘルペスウイルスの関与が示唆されています．1〜3ヵ月で自然治癒しますが，逆にすぐには治りません．内服，外用で皮疹の増悪をある程度抑えられる可能性があります．保湿も触感の改善に有効です．

毛孔性苔癬

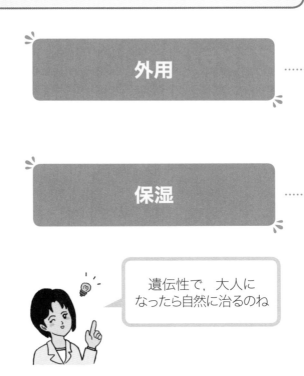

外用 ....

保湿 ....

遺伝性で，大人に
なったら自然に治るのね

▶ ひとこと MEMO

　小児期に発症，思春期頃症状が強くなる両上腕伸側，頬の
外側，大腿外側などの毛孔に沿ったざらつきです．常染色体
性優性遺伝性です．通常中高年で自然消退します．痛みや痒
みなどを伴わず症状が軽微である一方難治で治療が長期にわ
たるため，ステロイド外用は通常使用しません．皮膚の新陳
代謝を高めて角化を抑制するビタミンA外用薬であるザーネ

88002-882 JCOPY

·····▶ **オキサロール軟膏** 20g 1日2回塗布
　or **ザーネ軟膏** 20g 1日数回塗布

角
化
症

·····▶ 外**ヒルドイドソフト軟膏**
　　　　　　　　25〜100g 1日数回塗布
　or **パスタロンソフト 20%軟膏**
　　　　　　　　25g 1日数回塗布

軟膏，同様に表皮角化細胞の増殖を抑制して表皮の肥厚を改
善する活性型ビタミン D_3 誘導体製剤のオキサロール軟膏，
保湿剤で触感の改善は見込めますが，中高年になるまではな
かなか治癒には至りません.

白斑症

**外用
ファーストチョイス**

**外用
セカンドチョイス**

光線療法

▶ ひとこと MEMO

　白斑症も難治な疾患です．原因は不明ですが，①自己免疫説，②色素細胞自己破壊説，③神経説，④生化学説などがあります．ストレスで増悪するとされています．体幹，顔面が好発部ですが，四肢にも発生します．治療は上記の他にステロイド内服，植皮手術などがありますが，どの治療法も一長一短あります．まずは2ヵ月間ステロイド軟膏またはプロト

88002-882 JCOPY

····▶ **フルメタ軟膏** G 5g1日1～2回塗布
  or **プロトピック軟膏** G
  5g1日1～2回塗布

密封療法を行うことで効果が増強します．プロトピック軟膏は露光部への使用は禁忌です．逆にセカンドチョイスの活性型ビタミンD軟膏は露光部への使用で効果が上がるとされています．

····▶ **ボンアルファ軟膏** G 10g,
  ドボネックス軟膏 G 10g
  などの活性型ビタミンD軟膏1日2回塗布

皮膚科ガイドラインではステロイド軟膏，プロトピック軟膏，紫外線照射の次に推奨されています．

····▶ 他 **PUVA療法, ナローバンドUVB療法,**
  エキシマレーザーなど G

皮膚科ガイドラインで推奨されています．しかし，いずれも皮膚癌発生のリスクを否定できず，慎重さが求められます．

ピック軟膏を使用し，効果が認められれば続行，認められなければ長期戦になることを考慮し，ビタミンD製剤に変更しましょう．ガイドラインにはありませんが，液体窒素冷凍療法による炎症後色素沈着効果を期待し，小範囲（百円硬貨大）の白斑改善を得た症例を経験しています．ただし，過度に行うと色素脱出を招き，逆効果です．

肝斑

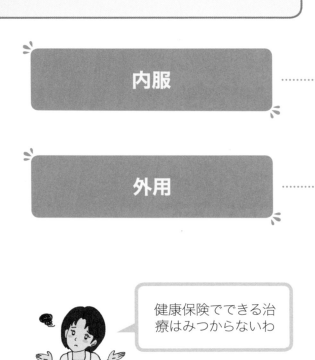

内服 ······

外用 ······

健康保険でできる治療はみつからないわ

　肝斑は前額，側額，頬，主として左右の頬骨上に対照的に出現する境界明瞭な淡褐色斑です．原因は不明な部分が多く，遺伝，女性ホルモン，紫外線などが関与すると考えらえています．妊娠や経口避妊薬がきっかけとなることもあり，紫外線暴露で増悪します．30歳以上の女性に多くみられます．治療は美白外用剤（ハイドロキノンなど），トランサミ

┈┈┈▶ **シナール** 200 mg 1日3回 14日間〜
and **トランサミン**
250 mg 1日3回 14日間〜

ともに保険適用はありません.

┈┈┈▶ **ハイドロキノンクリーム** （自費）

自費治療です. 当院では4%のものを使用. 1日1回夜, 患部に塗布

ン, ビタミンC内服, ケミカルピーリングなど, いずれも自費治療です. レーザーは数年前までは禁忌とされていました. 近年肝斑に効果があるものが開発されていますが, 選択を誤るとかえって濃くなる可能性があります.

多汗症

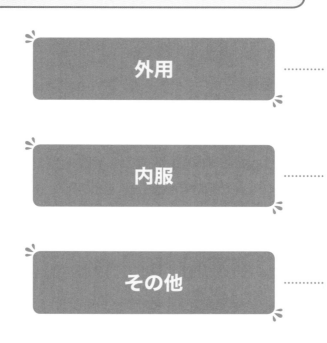

外用 ......

内服 ......

その他 ......

▶ ひとこと MEMO

　多汗症には全身性と局所性があります．日常生活上不便を生じることも多く，ストレスが大きい疾患の一つですが，治療可能です．塩化アルミニウム水溶液は，塩化アルミニウム（Ⅲ）六水和物を精製水で溶かすだけでごく容易に作成でき，10％でも効果が高いです．副作用も稀にかぶれることがある程度で，局所療法としては安全性，有用性が高い治療法で

……▶ **10〜35%塩化アルミニウム水溶液** G 1日数回塗布（自費）

局所の多汗症のファーストチョイス.
or **エクロックゲル5%** 20g 1日1回腋窩に塗布

……▶ **防已黄耆湯❷⓿**
ぼう い おう ぎ とう
7.5g 1日3回分服　食前または食間 14日間〜など

……▶ **イオントフォレーシス療法** G,
A型ボツリヌス毒素局注療法 G,
胸腔鏡下胸部交感神経遮断術 G など

皮膚附属器の疾患

すが, 保険適用外です. エクロックゲルは 2020 年 11 月に
保険適用, 販売開始された日本初の原発性腋窩多汗症用外用
薬です. 内服では防已黄耆湯❷⓿, 五苓散⓱などの漢方薬が有
効な場合があります. その他, イオントフォレーシス療法は
安全ではあるものの頻回な通院が必要で, 他はいずれもリス
クを伴います.

汗疹（あせも）

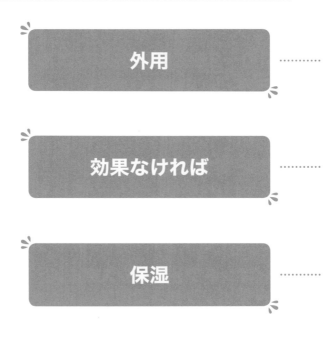

外用

効果なければ

保湿

▶ ひとこと MEMO

　あせもは多量発汗時に汗管が閉塞され，汗が汗管周囲の組織に漏出しておこります．四肢屈側部や頸部，体幹に好発します．予防は汗をかいたら可能な限り早く洗い流すことです．あせも水はいろいろな調整があり，当院ではミョウバン0.3 g，エタノール3 mL，ハッカ油0.03 mL，塩化亜鉛2.1 g，滅菌精製水を加え30 mLにしたものを処方箋で薬局にオー

88002-882 JCOPY

⋯⋯▶ **あせも水**(ミョウバン 0.3 g, エタノール 3 mL, ハッカ油 0.03 mL, 塩化亜鉛 2.1 g, 滅菌精製水を加え 30 mL にしたもの)　　　　　　　1 日数回塗布

処方箋で出すことができ,汗疹の病名で保険適用です.

⋯⋯▶ 外**キンダベート軟膏** 5 g
　　＋亜鉛華軟膏 15 g 🔵 1 日数回塗布

⋯⋯▶ 外**ヘパリン類似物質外用スプレー 0.3%** 100 mL 1 日数回塗布など

ダーしています.汗疹の病名で保険適用です.あせも水はスーッとする清涼感がありますが,掻き傷の部分には刺激性のため塗布できません.あせも水塗布後は皮膚が乾燥するため,べとつきにくい保湿剤(ヘパリン類似物質スプレー,ヒルドイドローションなど)との併用をおすすめします.効果がなければステロイド外用薬を使用します.

尋常性痤瘡（ニキビ）：1

赤いニキビ ....

膿んでいたら ....

効果がなければ
ベピオゲルにかえて ....

さらに効果が
なければ ....

▶ ひとこと MEMO

　ニキビは主に男性ホルモン，毛孔の異常角化，アクネ杆菌によるところが大きいですが，他に遺伝的素因，年齢，食生活，睡眠，ストレス，化粧品なども複雑に関与して発生するとされています．ニキビ治療の主流はピーリング効果のある外用薬です．ベピオゲル，ディフェリンゲル，その合剤のエピデュオゲル，ダラシンTゲルとベピオゲルの合剤のデュ

88002-882 JCOPY

·····▶ 外 **ベピオゲル** [G]

> 15g 1日1回夜洗顔後患部に塗布

·····▶ 外 **ゼビアックスローション** [G]

> 10g 1日1回洗顔後患部に塗布を追加

·····▶ 外 **エピデュオゲル** [G]

> 15g 1日1回夜洗顔後患部に塗布

·····▶ 内 **ルリッド** [G]

> 50mg 1日2回朝夕食後 7〜14日間内服を追加

アック配合ゲルがあります．このすべてに皮膚への刺激感が生じる可能性があります．この中で，ベピオゲルは抗菌作用があるとされていて，赤く炎症を伴うニキビにはファーストチョイスで処方しています．刺激感予防に保湿剤を併用します．痒みや，塗布していない部分への赤みの拡大がある場合は使用を中止するよう説明します．

尋常性痤瘡（ニキビ）：2

白ニキビ（閉鎖面皰）

効果がなければ
ディフェリンゲルにかえて

黒ニキビ（解放面皰）

▶ ひとこと MEMO

　ピーリング効果のあるニキビ用外用薬の中でもディフェリンゲルは抗炎症作用と面皰改善効果があるとされ，私は角化が目立つニキビにはファーストチョイスにしています．ただし，ガイドライン上はベピオゲルもディフェリンゲルもどのタイプのニキビにも同等に推奨されています．患者さんによっては刺激感を生じる薬剤が異なりますので異常があれば

88002-882 JCOPY

·····▶ 外**ディフェリンゲル** G

　　　　15g 1日1回夜洗顔後患部に塗布

·····▶ 外**エピデュオゲル** G

　　　　15g 1日1回夜洗顔後患部に塗布

·····▶ 他外**面皰圧出**に加え上記白ニキビの外用 G

躊躇なく変更または中止してください．一方ピーリング効果の外用薬でも全く刺激感を生じない患者さんも多く，効果が弱い場合はベピオとディフェリンの合剤であるエピデュオゲルに変更します．また，前述のデュアック配合ゲルは他剤に比べやや刺激感が少ない印象ですが，2021年3月現在，原薬が海外から輸入困難となり出荷停止中です．

酒さ，酒さ様皮膚炎

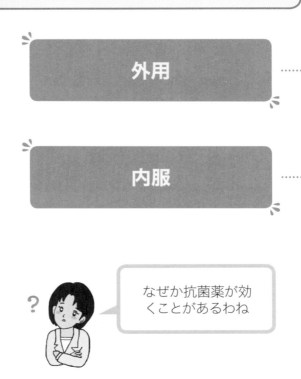

外用 ……………

内服 ……………

? なぜか抗菌薬が効くことがあるわね

▶ ひとこと MEMO

　持続する顔面潮紅と毛細血管拡張で，原因不明のものを酒さ，長期にわたるステロイド外用塗布の既往があるものを酒さ様皮膚炎といいます．ニキビ様丘疹や膿疱，鼻瘤を伴うこともあります．ともに難治です．酒さ様皮膚炎はまずはステロイド外用を中止しますが，急に中止すると逆に増悪することも多いです．ステロイド外用からプロトピック軟膏に変え

88002-882 JCOPY

ゼビアックスローション

10g 1日1回洗顔後患部に塗布

ステロイド外用薬が原因の酒さ様皮膚炎は，まずステロイド外用薬をプロトピック軟膏に変え，漸減させて，ニキビの外用薬に移行します．

ミノマイシン

100mg 1日1回14日間～などのテトラサイクリン系抗菌薬

て漸減しつつ上記治療に移行します．酒さは原因不明ですが，遺伝的背景や毛包虫の関与なども疑われています．いずれもテトラサイクリン系のミノマイシンなどの抗菌薬内服や，ゼビアックスローションやアクアチムクリームなどのニキビ外用薬で治療します．桂枝茯苓丸㉕のような漢方薬も効くことがあります．

円形脱毛症

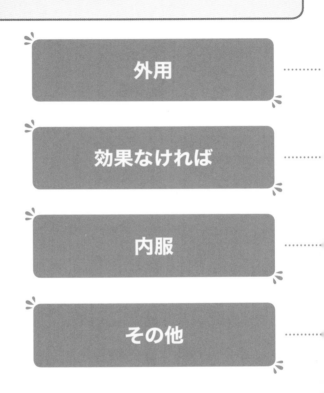

外用

効果なければ

内服

その他

▶ ひとこと MEMO

　脱毛の病因は毛包組織に対する自己免疫異常と考えられ，遺伝的要素も指摘されていますが，明らかな原因は不明です．ストレスとの関与は証明されてはいませんが臨床的には否定できません．頭髪のみならず，全身の有毛部に生じます．アトピー性皮膚炎，橋本病や膠原病などを合併することもあります．クリニックでみる通常型の中でも小さい単発型と多

88002-882 JCOPY

····▶ **フロジン外用液** 🄶 30 mL～1日1～2回塗布

····▶ 🄼**アンテベートローション** 🄶

　　　　　　　　10 mL～1日1回塗布を追加

····▶ **セファランチン** 🄶

　　　　　　1 mg 1日2回朝夕食後 14 日間～

····▶ **液体窒素冷凍療法** 🄶 1～2 週間に1回

発型は，上記の治療または自然治癒で数ヵ月から1年以内で
治癒することが多いです．しかし，多発型で癒合，拡大する
場合，寛解増悪を繰り返して難治のことも多いです．上記の
他にケナコルトA局所注射（ガ），局所免疫療法（ガ），ステ
ロイド内服（ガ）などの治療もありますが，難治の場合は長
期戦を覚悟し，ウイッグなどの考慮も必要です．

男性型および
女性型脱毛症

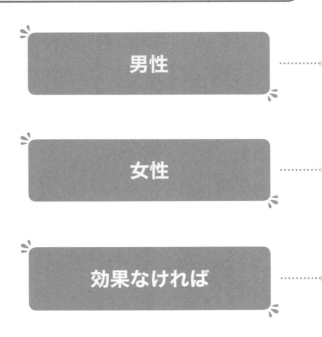

男性 ……

女性 ……

効果なければ ……

▶ ひとこと MEMO

　円形脱毛等以外にも，男性は AGA，女性も年齢による脱毛は悩みの種です．男性型脱毛は遺伝と男性ホルモンが関与し，全年齢平均の30％に生じるとされています．治療はフィナステリドなどの内服（自費）です．近年ジェネリック薬が開発され治療のハードルが下がってきたように思います．ただし治療を中止すると再び脱毛が進行するため，継続的治療

····▶ 内**フィナステリド** 1 mg 1×28日間〜 内服(自費)

先発の MSD 社のプロペシアに加え，ファイザー，クラシ
エ，トーワ社などのフィナステリド，グラクソ・スミスクラ
イン社のザガーロなど.

····▶ 外**フロジン外用液**

30 mL〜1 日 2〜3 回塗布

and 他**液体窒素冷凍療法** 1〜2 週間に 1 回

····▶ 内**セファランチン** 1 mg 1日2回28日間〜 内服

が必要となります．内服により血清 PSA 濃度が低下するた
め，検診で前立腺癌，前立腺肥大症を見落とす可能性があり
ます．肝機能障害等にも注意が必要です．女性も更年期を
きっかけにびまん性の脱毛が生じてきます．上記治療や加味
逍遙散㉔のような漢方薬が効果を有することがあります．更
年期前の女性のびまん性脱毛には貧血への注意が必要です．

爪囲炎・陥入爪

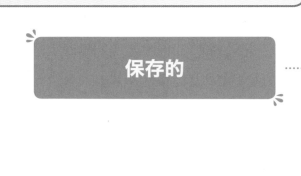

保存的 ⋯⋯⋯⋯

その他 ⋯⋯⋯⋯

▶ ひとこと MEMO

　まず，陥入爪で爪が白濁肥厚していたら白癬検査が必須です．爪白癬により爪が湾曲している場合，いくら手術や矯正をしても陥入爪は治癒には至りません．爪白癬があればまずその治療をします．白癬がない場合，保存的治療，またはそれ以外の治療を行います．肉芽がある場合はまず液体窒素による冷凍療法と内服，外用を行いますが，特に足は治癒に時

88002-882 JCOPY

⋯⋯▶ 内**セフゾン** 100 mg 1日3回
　　and 内**カロナール** 300 mg 1日3回5日間
　内**リンデロン V 軟膏** 2 g
　　＋亜鉛華軟膏 3 g 💊 1日1〜2回塗布
　他 肉芽に対して**液体窒素冷凍療法** 1週間に1回

⋯⋯▶ ①Ope 伝麻下**フェノール法**
　　②他**形状記憶合金ワイヤー**による矯正（自費）
　　③他**ガーター法**

間がかかる場合が多く，軽快傾向が認められなければ伝麻下フェノール法などに切り替えます．また，肉芽があっても麻酔不要で形状記憶合金ワイヤーによる矯正などの治療が可能ですが，自費治療です．さらに，爪切り指導は大事です．爪の角を斜めにカットすると爪の端が棘状に残ることが多く，爪囲炎を容易に引き起こします．

色素細胞母斑（ほくろ）

先天性
巨大色素細胞母斑 ....

その他 ....

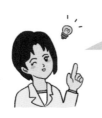

ダーモスコピーが
診断に有用ね！

▶ ひとこと MEMO

　通称「ほくろ」です．別名「色素性母斑」「母斑細胞母斑」ともいいます．先天性または 3〜4 歳で生じ始めますが，高齢でも新生します．思春期までに数，色調，大きさが増大，隆起し，20〜30 歳代に最多となり，以降徐々に消退していくとされています．顔面，頸部が最も多く，上腕，体幹にも多く発生します．手掌，足底のものは扁平，黒褐色調のもの

88002-882 JCOPY

····▶ Ope **切除手術**

通常長径 20 cm 以上，剛毛を伴うことが多いです．悪性黒色腫の発生頻度が高いため要注意．

····▶ ① **経過観察**
② Ope **切除手術**
③ 他 **CO₂レーザーで除去**

が多いです．特に手掌，足底のものは悪性黒色腫との鑑別が必要になり，ダーモスコピーが診断に有効です．さまざまな鑑別要素がありますが，辺縁での色素斑が，皮丘ではなく，皮溝に一致して伸びていることが色素細胞母斑の重要ポイントの一つです．先天性の巨大な色素性母斑は悪性黒色腫を生じる頻度が高いとされ，早期の治療が必要です．

スピッツ母斑

Ope 顔面に多いため気になるなら切除手術

別名若年性黒色腫です.
悪性化はないとされていますが, 悪性黒色腫との鑑別には,
切除して組織学的診断が必要となる場合もあります.

悪性黒色腫との鑑別
が大事だわ

▶ ひとこと MEMO

　幼児期または成人してから発生する, そら豆大くらいまで
の半球状, 淡紅褐色調小結節. 表面に光沢があります. 通常
単発性で顔面, 下肢に好発します. 黒色調のものもあり, 悪
性黒色腫との鑑別が大事です. 鑑別にはダーモスコピーが有
用で, 辺縁に刷毛ではいたような毛羽立ち, またはムラサキ
ウニの棘様の線条が放射状に延びているのが特徴です.

青色母斑

Ope 気になるなら**切除手術**

円形に近く，隆起するものが多いですが，表面正常で皮内に
結節を触れるものもあります．

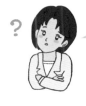

? 青色がかったほくろ
ね．結構みかけるわ

▶ ひとこと MEMO

　生来もしくは生後間もなく発生．顔面，手背足背，腰臀部
に好発します．粟粒大～エンドウ豆大の青色～青黒色の結
節．集簇性に発生することもあり，径が 1 cm 以上になるも
のもあります．稀に悪性化するとされ，気になるなら局所麻
酔下に切除します．

脂腺母斑

Ope 経過観察し，悪性を疑ったら**切除手術**

稀に神経系・骨格系の異常を合併する場合があります．

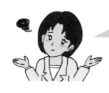

5％以下で悪性腫瘍
が続発することも

▶ ひとこと MEMO

頭部や顔面に好発します．生来のものですが，乳幼児以降発現し変化してきます．表面は扁平なものから徐々に顆粒状，乳頭状に肥厚し，黄色調から褐色調に変化，徐々に硬化します．成人以降，皮膚付属器系などの腫瘍が続発し，およそ30歳以降，稀に基底細胞癌などが生じるとされています．色の黒色調変化などに気づいたら局所麻酔下に切除します．

88002-882 **JCOPY**

　事の発端は変形性膝関節症の患者さんでした.

　もともと当院のかかりつけの方で, 他院整形外科で受けていた膝関節の注射を当院で受けたいというご希望でした.

　開業前は前職で整形外科の患者さんも診ていましたので, どうしてもということならと, 関節注射用の「アルツ」をその患者さんの治療のために購入しました.

　その後3回ほど注射をしたら痛みがなくなったということで, 治療終了になりました.

　「アルツ」は10本セットで, 納入価も安くはありません. 当院は皮ふ科, 形成外科ですので, その後他の患者さんへの注射予定もありません.

　さて, 余った「アルツ＝高級ヒアルロン酸」, もったいない, どうしよう, と思い, 思いついたのがヒルドイドソフトに混ぜて高級（?）クリームを作ることでした. ヒルドイドソフト500gにアルツ注射液を2〜3本入れます.

　クリームを使ってみて, べとつかず, 洗ってもすぐにとれるということもなく, これはいいぞというわけで, 職員全員で使用することにしました.

　もともと外来患者さんを触診した後は習慣的に手を洗うため, コロナ感染流行前から私は1日30〜60回程度手を洗っていました. 職員も患者さんが入れ替わるたびに机, 椅子, ベッド, 手すりなどのアルコール消毒を行っています. 全員手荒れ必至ですが, このクリームのおかげか, ウチのクリニック全員手荒れ知らずです.

粉瘤

炎症性粉瘤（保存的） ....

炎症性粉瘤（手術） ....

非炎症性粉瘤（手術） ....

▶ ひとこと MEMO

　炎症性粉瘤の切開のタイミングは赤みの範囲，腫れの大きさ，硬さ，患者さんの希望で決めます．私の大体の基準は，赤みが3分の1以下，触診で固ければ，患者さんの希望に沿って保存的または切開排膿．赤みが3分の1以上もしくは一部白変，軟らかければ切開排膿をおすすめします．径が3cm以上などと大きい場合も可能であれば切開排膿．切開排

88001-882 JCOPY

····▶ 内**セフゾン** 100 mg 1 日 3 回
　　　and 内**ロキソニン** 60 mg 1 日 3 回
　　　and 内**セルベックス**
　　　　　　　　　　　50 mg　1 日 3 回各 5 日間

····▶ Ope局麻下**切開排膿術**

····▶ Ope局麻下**腫瘍切除術**

膿だけでは上皮成分が残りますので，必ず再発の可能性を説明する必要があります．切開排膿後しばらくは外来通院で生食 20 cc による洗浄とコメガーゼなどによるドレナージ，排膿が止まったら患者さんご自身によるシャワー洗浄とアズノール軟膏などの外用薬処置とし，創の自然閉創を待ちます．

稗粒腫

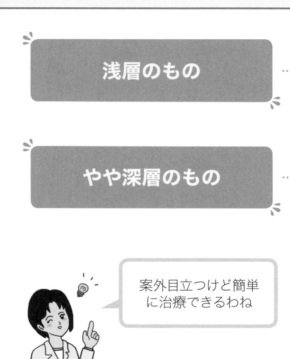

浅層のもの

やや深層のもの

案外目立つけど簡単
に治療できるわね

····▶ 他23 G 針で**切開，内容圧出**

白く目立っていれば迷わず切開除去.

····▶ 他経過観察または**液体窒素冷凍療法**

白さが軽度のものは切開すると痛み，出血を伴い，深いと創痕が残る可能性があります．液体窒素冷凍療法または経過観察して目立ってきたら除去.

白みが薄く目立たないものは経過観察し，目立ってきたら除去．もしくは液体窒素冷凍療法で徐々に消退しますが，液体窒素冷凍療法はピンポイントで行い，炎症後色素沈着への注意が必要です.

脂漏性角化症
（老人性疣贅）

ファーストチョイス

セカンドチョイス

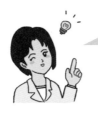

歳のせいだからなん
てあきらめないで！

▶ ひとこと MEMO

　別名老人性疣贅ですが，20 歳代から発症し，60 歳代の約
80％に認められるとされています．手掌足底を除く全身に
多発します．日光角化症や，基底細胞癌，有棘細胞癌，悪性
黒色腫などの皮膚癌との鑑別が必要です．1〜2 週に 1 回の
液体窒素冷凍療法により徐々に落脱します．特に日焼け後に
赤くならず，すぐ黒くなる肌質の人は治療後色素沈着を生じ

·····▶ 他**液体窒素冷凍療法**＋
　　　外**ハイドロキノンクリーム** （自費）

当院では4％製品1日1回夜，患部に塗布を指導しています．

·····▶ 他**CO₂ レーザー** （自費） ＋
　　　外**ハイドロキノンクリーム** （自費）

やすく，ハイドロキノンクリーム（自費）との併用が効果的
です．CO₂ レーザーは深く照射し過ぎると瘢痕を残すことが
あり，要注意です．

　数ヵ月で急激に増加し痒みを伴う場合は，レゼル・トレラ
徴候といい，内臓の悪性腫瘍の皮膚表現の可能性がありま
す．私も大腸癌合併の患者さんを経験しています．

苺状血管腫

小さいもの，機能障害の恐れのないもの ⋯⋯⋯⋯

大きいもの，機能障害の恐れがあるもの ⋯⋯⋯⋯

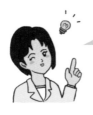

1歳までに完成して後は消退するのね

▶ ひとこと MEMO

　苺状血管腫は生後間もなく発症する，表面がぷつぷつ顆粒状で鮮紅色，境界鮮明な柔らかい腫瘍です．生後6ヵ月から1年で最大になりその後7歳くらいまでに自然消退します．そのため基本は経過観察です．しかし眼瞼や頸部に発生し，眼球や気道圧迫の恐れがあるもの，大きくて整容的に問題がある場合などは，早期に治療を開始する必要があります．治

88002-882 JCOPY

········▶ **7 歳まで経過観察**

7 歳以降も残存する場合は消退しないとされています.

········▶ **総合病院を紹介**

療はインデラル内服, 色素レーザー, ステロイド内服, ステロイド局所注射, 液体窒素冷凍療法などです. また, 7 歳を過ぎると自然消退しないとされ, 色や皮膚のたるみ, 瘢痕が残ったものに対しては切除手術を行うこともあります.

単純性血管腫

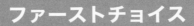

ファーストチョイス ....

セカンドチョイス ....

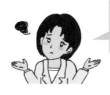

赤ワインが付いたようで自然消退しないわ

▶ ひとこと MEMO

単純性血管腫は出生時からみられ，隆起しない，赤ワインシミ様の赤色斑です．自然消退しません．成人になってから隆起してくることもあります．顔面や体幹上部の片側に多く発生します．治療は色素レーザー，手術，カバーマークなど．

似たものにサーモンパッチと呼ばれるものがあります．単純性血管腫とは経過が異なるため，厳密には区別する必要が

·······▶ ㊓**色素レーザー照射**

·······▶ ㉿**切除手術**
　　　　　or ㊓**カバーマーク**

皮膚良性腫瘍

あります．新生児から乳児にかけて顔の正中部分，眉間，眼
瞼内側，人中や項部に生じる隆起しない境界不鮮明な赤色斑
です．顔のサーモンパッチは通常生後 1 年半くらいまでに自
然消退します．項部は成人まで残ることがあり，特別にウン
ナ母斑と呼ばれます．

皮様囊腫

経過観察 or ⓞₚₑ切除手術

卵巣などに生じる，毛髪以外に骨・軟骨・歯などを含む腫瘍も皮様囊腫（dermoids）と呼ぶことがあります．こちらは奇形腫であり，皮膚発症のもの（dermoid cyst）とは異なります．

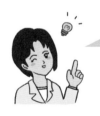

骨膜に付着していることが多いわね！

▶ ひとこと MEMO

　半球形の主に単発の皮下腫瘤で，粉瘤と異なり表面皮膚は正常です．上眼瞼外側に多く発性します．囊腫の壁は毛包，脂腺などの皮膚付属器を含む皮膚全層から成り，内腔に毛髪を含むことも多いです．多くは生下時より存在し，極めて緩徐に増大します．治療は，整容的に気になるなら局所麻酔下に切除手術を行います．

88002-882 JCOPY

脂肪腫

Ope 気になるなら**切除手術**

手術時，正常の脂肪組織と見ためはかなり似ています．わずかに結合組織被膜様のもので被覆されていることで，手術時区別できます．

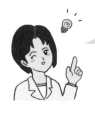

診断には触診と超音波検査が有用ね！

▶ ひとこと MEMO

　全身どこにでも生じます．単発，多発，大小さまざま，自覚症状に乏しいことが多く，かなり増大してから気づくこともあります．皮下の軟らかい腫瘤で分葉状のことも多いです．触診でも診断可能ですが，超音波検査が診断に有用です．神経を圧迫して疼痛がある場合，整容的に気になる場合など切除手術を行います．脂肪肉腫との鑑別を要することもあります．

グロームス腫瘍

🔘切除手術

爪甲以外の部位で発症した場合は通常無痛です.

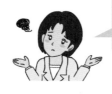

爪甲下のものは特に
激痛でつらいわ

▶ ひとこと MEMO

指趾, 特に爪甲下に生じる暗紅〜紫色の硬い腫瘍. 時に全身に多発することもあります. 爪の変色, 変形, 疼痛で来院することが多いです. 治療は四肢末端の場合は伝達麻酔下に手術で切除します.

88002-882 JCOPY

　言葉にはもしかしたら人の人生をも変えてしまうかもしれないチカラが備わっていると思います．

　医師になって途中で科を変える人はさほど多くはないと思います．でも私が外科から形成外科に変わってみたいと思った時，当時所属していた外科の先輩ドクターが，「いいんじゃないか，やりたいのなら．自分をスポイルすることだけはするな」と言ってくださり，決意が固まりました．

　この原稿を書いている今日も，現在活躍している若いプロ野球選手が企業への就職かプロ野球への道か迷っていた時に，私が通っている美容室の店長さんの言葉に背中を押されて野球の道を選んだと新聞に書いてあったのを読みました．彼の人生が1人の故郷の先輩の言葉で変わったんだと感動しました．

　本人のなかではもう決まっていたことかもしれません．でも，一歩を踏み出すためにもう一押し欲しいという時があると思います．そういう時に出会う言葉が人生を変えるのだと思います．

　人生を変えるなんて大げさなことじゃなくても，例えばパソコンを買おうかどうか迷っているとき，洋服を買おうかどうか迷っているとき，そんなささいなことでも人の言葉ひとつでその後の生活が楽しく豊かになるきっかけになったりします．

　そのとき，大事なのはひとつだけ．その言葉のベースにその人のことを大切だと思う気持ちがあるかどうか，ということなんだと思います．

乳房 Paget 病

総合病院を紹介

ステロイド外用薬が効かない乳房の湿疹にはこちらを鑑別
する必要があります.

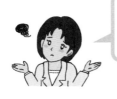

圧倒的に女性に
多いわ

▶ ひとこと MEMO

　乳頭, 乳輪を中心とした境界明瞭な紅斑, びらん, 痂疲を
伴う病変. 湿疹と誤りやすく, 要注意です. しばしば基底膜
を破って真皮に浸潤し, 腋窩リンパ節転移, さらには全身転
移をきたします. 治療は乳がんに準じ, 乳房切断術などを行
います.

88002-882 JCOPY

乳房外 Paget 病

総合病院を紹介

陰部の慢性的な瘙痒・湿疹には真菌症とともにこちらの鑑別を要します.

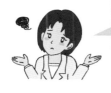

見た目より進展していることが多いわ

▶ ひとこと MEMO

　高齢者の外陰部,肛門周囲,腋窩などに生じる紅色〜淡褐色の斑状病変.脱色素斑が混じることもあります.表皮内腺癌の一型.瘙痒を伴うことが多いため,湿疹と誤りやすく要注意です.治療は切除手術,転移があればリンパ節郭清を行います.紅色の範囲を超えて表皮内に進展していることが多く,通常はマッピング生検で切除範囲を決定します.

日光（光線）角化症

ファーストチョイス ....

セカンドチョイス ....

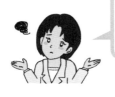

紫外線露光部の角化
した紅斑は要注意ね

▶ ひとこと MEMO

　有棘細胞癌の前駆病変．頭頸部や手背，前腕などの紫外線
露光部に生じます．脂漏性角化症に似た病変が紅い場合はこ
れを疑いましょう．皮角もこれに含まれます．手術で切除す
るのが確実ですが，液体窒素冷凍療法を 1〜2 週間に 1 回，
6〜7 回以上でも完治が望めます．また，尖圭コンジローマの
治療にも適用のあるベセルナクリームでの治療も保険適用で

88002-882 JCOPY

····· ▶ 他**液体窒素冷凍療法**

····· ▶ Ope**切除手術**

すが，就寝前に塗布し起床時洗い流します．この方法を4週間，その後4週間休薬，不十分時には繰り返す，とやや煩雑です．他に5FU軟膏を1日1～2回，ブレオS軟膏を1日1回塗布する方法もあります．転移のリスクは極めて低いとされていますが，炎症，出血，浸潤を触れるなどの変化が生じた場合は，有棘細胞癌への移行のサインです．

ボーエン病

ファーストチョイス

セカンドチョイス

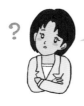

原因はさまざま.
いろいろな部分に
できるのね

▶ ひとこと MEMO

　日光角化症同様, 有棘細胞癌の前駆病変. 形状は日光角化症に似た角化性紅斑です. しかし表皮内に限局する日光角化症と異なり, 病変が表皮全層におよび, 紫外線露光部にも非露光部にも生じます. ヒト乳頭腫ウイルス, 砒素 (井戸水, 農薬など) 暴露, 紫外線などが発症に関与するとされています. 治療は切除手術が原則です. 辺縁から 1～4 mm 離して

········▶ Ope切除手術

········▶ 他液体窒素冷凍療法

切除します. 液体窒素冷凍療法も可能ですが, 再発のリスク
を伴います. 他に 5FU 軟膏, ブレオ S 軟膏のような抗悪性
腫瘍薬軟膏, 放射線治療などの方法もあります. ボーエン病
は放置すると基底膜を破って浸潤し, ボーエン癌となり, 転
移のリスクを生じます.

基底細胞癌

ファーストチョイス ....

セカンドチョイス ....

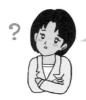

? クリニックで治療
できる限界ラインね

▶ ひとこと MEMO

　真皮内で腫瘍細胞が増殖する悪性腫瘍．高齢者の顔面，特に鼻を中心とした正中部分に好発します．表面平滑で，青黒色，灰黒色，黒褐色の光沢のある丘疹，または結節．進行すると中央が潰瘍化します．ダーモスコピーで樹枝状血管や多発性青灰色小球，車軸状構造，葉状領域，類円形大型胞巣などの特徴的な所見がみられます．転移は稀とされていますが

····▶ Ope **切除手術**

····▶ 他 **放射線治療**

局所で周辺組織を破壊しながら増殖するため病巣の完全切除が重要です．水平方向では腫瘍辺縁から3～10 mm程度の正常皮膚をつけて切除します．手術困難な場合，または不完全切除などの場合に放射線治療を行う場合もあります．良性腫瘍である，脂漏性角化症や母斑との鑑別が重要です．

JCOPY 88002-882

115

有棘細胞癌

他臓器への
転移がなければ

他臓器への
転移があれば

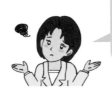

他臓器転移の有無へ
の綿密な検査が必要！

▶ ひとこと MEMO

　扁平上皮癌と同義です．分化度で悪性度が異なってきます．高齢者の顔面，手背などの露光部，熱傷瘢痕部，慢性放射線皮膚炎部，日光角化症部などに好発します．不整形の角化性または肉芽腫様の紅色結節が多いです．進行するとびらん，潰瘍を伴う腫瘤を形成してきます．他臓器への転移がない場合は切除手術が基本です．手術範囲は原発巣の発生部位

88002-882 JCOPY

疑ったら総合病院を紹介.

········▶ **切除手術（with リンパ節郭清）**

········▶ **化学療法** or, and **放射線治療**

と大きさなどからリスクを考慮し，低リスクが確実なものは
腫瘍縁から 4〜6 mm 以上，高リスクのものは 6〜10 mm 以
上などガイドラインに従って切除します．局所進行例では術
前化学療法や術後放射線治療を行う場合があります．他臓器
転移例では化学療法または放射線治療との併用を行います．
これを疑ったら原則，即座に総合病院を紹介します．

悪性黒色腫

疑ったら **迷わず総合病院を紹介**

白色人種では発生頻度が高く，黒色人種の約 20 倍，黄色人種の約 10 倍とされています．

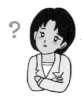

疑ったら生検せず即座に総合病院紹介よ

▶ ひとこと MEMO

　露光部以外にも，外的刺激を受けやすい手掌，足底，先天性色素細胞母斑の悪性化，色素性乾皮症などに発生することがあります．母斑との鑑別には，A 円形でない，B 境界不鮮明，C 色むらがある，または全体が強い黒色，D 最大径 6 mm以上，E 隆起性病変がある（標準皮膚科学より），などが役立ちます．ダーモスコピーも診断にとても有用です．

　以前，貼付剤メーカーの CM で，湿布を伸ばして貼付するやり方をされていました．実は，あれは逆だと思います．あの方法では，湿布が縮む際に表皮を一緒に引っ張り，表皮下に水疱を形成してしまいます．むしろ，皮膚のほうを伸ばして湿布を貼らなければいけません．

　一般的にテープや絆創膏かぶれと思われているものの中にも，接触皮膚炎以外に，テープの貼り方が悪く，張力による表皮剥離が生じているものもかなりの割合で含まれていると思います．

　テープや絆創膏は，皮膚を最大限伸ばした状態で貼付するのがコツです．特に関節部分．伸側に貼るときは関節を最大限に曲げて，屈側に貼るときは関節を伸ばして貼ります．そうしないと関節を動かしたときに皮膚の余裕がないと張力で表皮下にズレが生じ，水疱ができて，そこから剥離してしまうのです．

　テープの剥がし方は，毛が倒れている方向に従って，できるだけ皮膚に沿ってゆっくり剥がしてください．毛を逆立てる方向や皮膚に垂直に引っ張って剥がすと痛いです！

　こんなささいなことでも，ちょっと気にかけるだけで，皮膚トラブルを回避できるように思います．

伝染性膿痂疹 （とびひ）

内服

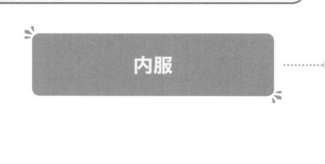

外用

....

▶ ひとこと MEMO

　とびひには主に黄色ブドウ球菌による水疱性膿痂疹と主に化膿レンサ球菌による痂疲性膿痂疹があります．水疱性膿痂疹は皮膚がびらんになるため入浴を怖がる保護者がいますが，石鹸も使用した積極的なシャワー洗浄が必要です．ピーク時の見た目はひどいことが多くても，ほぼ瘢痕を残さず治癒します．外来初診時に限り，リンデロン V 軟膏のようなス

88002-882 JCOPY

………▶ **サワシリン細粒**

1 日 20〜40 mg/kg 3 回分服

＋ビオフェルミン R 散

1 日 1 歳 0.75 g 3 歳 1 g 7.5 歳 1.5 g 3 回分服

いずれも 5 日間

or **セフゾン細粒小児用**

1 回 3〜6 mg/kg 1 日 3 回

＋ビオフェルミン R 散

1 日 1 歳 0.75 g 3 歳 1 g 7.5 歳 1.5 g 3 回分服

いずれも 5 日間

………▶ **アクアチム軟膏** 10 g
＋亜鉛華軟膏 10 g 🥄 1 日 1〜2 回塗布

細菌性皮膚疾患

テロイド外用と亜鉛華軟膏を重層塗布すると炎症と痒みが軽
減され，良好に治癒します．外用処方は抗菌薬と亜鉛華軟膏
を混合したものを行い，入浴またはシャワー洗浄後塗布して
もらいます．とびひは感染力が強いため外用のみでは早期の
治癒は困難なことが多いです．私は抗菌薬とビオフェルミン
R 散の内服 5 日分も合わせて処方しています．

臀部慢性膿皮症

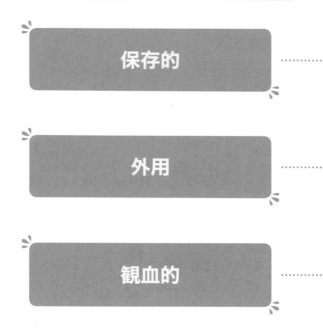

保存的 ┄┄┄┄┄┄

外用 ┄┄┄┄┄┄

観血的 ┄┄┄┄┄┄

▶ ひとこと MEMO

臀部慢性膿皮症は，長時間の座位が多い中高年男性に多く
みられます．腰から大腿上部にかけて膿瘍，瘻孔が多発し，
皮下で交通します．早期には保存的治療も可能ですが，難治
の場合は手術適応です．近年生物学的製剤のヒュミラが化膿
性汗腺炎の保険適用となり，早期であれば効果がある可能性
があります．

····▶ 内**ルリッド**

50 mg 1日2回5日間などマクロライド系 or テトラサイクリン系抗菌薬内服

····▶ **アズノール軟膏** 20 g 1日数回塗布など

····▶ Ope局麻下**切開排膿術**

重症な場合は切除＋植皮手術など.

また，仙骨部から尾骨部のほぼ正中部に，慢性の毛包炎とそこから 2〜4 cm の距離をおいて小孔がみられる場合は毛巣洞（毛巣瘻）を疑います．この場合，保存的治療での治癒は見込めないため，瘻孔切除手術が必要です．

溶連菌感染症

内**サワシリン** 250 mg 1日3回 10日間
and **ビオフェルミンR散** 1日3回×10日間

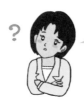

無熱や皮疹が典型的
でないこともあるわ

▶ ひとこと MEMO

　鼻唇溝を超えない頬部のびまん性の浮腫性紅潮（口囲蒼
白），苺状舌など特有の顔貌と全身のざらっとした鮮紅色の
小丘診をみたら溶連菌感染症を疑い，咽頭ぬぐい液で迅速診
断をします．皮疹に先行して39度台の高熱が出ることが多
いです．治療はペニシリン系またはセフェム系抗菌薬を10
日間内服します．急性糸球体腎炎の続発に要注意．

88002-882 JCOPY

フルニエ壊疽

総合病院を紹介

広範囲のデブリードマン手術＆植皮手術を必要とすること
が多いです．

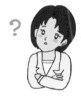

糖尿病や肝臓病の
罹患者に多いみたい

▶ ひとこと MEMO

　男性の外陰部を中心とした壊死性筋膜炎です．陰部の強い
疼痛，腫脹，水疱，出血斑などをみたら直ちに治療が必要で
す．化膿レンサ球菌，黄色ブドウ球菌，嫌気性菌などの感染
症で急速に患部の壊死が進行します．全身も熱発からショッ
ク，DIC，多臓器不全に進行しやすく，緊急デブリードマン
手術が必要です．即座に総合病院を紹介しましょう．

足白癬・爪白癬

爪白癬内服 ⋯⋯⋯⋯⋯

爪白癬外用 ⋯⋯⋯⋯⋯

足白癬外用 ⋯⋯⋯⋯⋯

▶ ひとこと MEMO

　ネイリンは 2018 年に爪白癬経口薬として 20 年ぶりに承認されました．従来の内服薬の問題だった肝機能障害や汎血球減少，併用禁忌薬の多さなどを解決し，使いやすくなりました．治癒率 60％，有効率 95％程度見込めます．爪外用剤はともに治癒率は 15％程度ですが有効率は高く感じます．クレナフィンは爪を通過し直接爪床に届くこと，ルコナック

88002-882 JCOPY

▶ ネイリン Ⓖ 100 mg 1日1回朝または夕食後

28日間〜（トータル12週間）

爪白癬のみ適応. 検鏡で真菌の確認が必要. 肝機能障害が少なく，高い有効性.

▶ クレナフィン爪外用液 Ⓖ 3.56 g〜
or ルコナック爪外用液 Ⓖ

3.5 g〜　ともに1日1回塗布

爪白癬のみ適応. 検鏡で真菌の確認が必要. 保険上，内服との併用処方はできません. かぶれに注意！

▶ ルリコンクリーム Ⓖ 30 g〜

1日1回塗布

足底全体から趾間足背まで，浅い靴下をはいているくらいの広範囲に1日1回塗布します. 両足に10日で10 g 1本使い切るくらいの量が目安.

は爪のなかに留まることにより治療します.

　真菌検査は鱗屑ではなく，それに続く周囲の皮膚を剥がして採取，または水疱や痂疲化した水疱の天蓋を採取すると真菌をみつけやすいです. クリームは，足では浅い靴下を履いているくらいの広範囲に塗布，爪の外用は側爪郭や後爪郭につかないように慎重に塗布するよう指導します.

その他の部位の
白癬症・カンジダ症

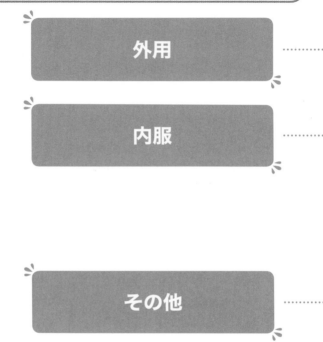

外用

内服

その他

▶ ひとこと MEMO

　白癬やカンジダはいわゆる水虫だけではなく，手，頭皮（白癬），陰部，顔，体幹，四肢，粘膜などに生じます．白癬はケラチンを栄養源とし，ケラチンに富んだ表皮角層，爪，毛包内角質，毛などに寄生します．カンジダは皮膚，粘膜の少数常在菌で間擦部，粘膜に日和見感染症として発症します．日本でのカンジダ症罹患は白癬の約10分の1です．皮疹の形

····▶ **ルリコンクリーム** G 10 g〜,
or **ラミシールクリーム** G 10 g〜など

1日1回広めに塗布．カンジダは通常2週間以内の外用で
治癒します．

····▶ **ラミシール** G

　　　125 mg　1日1回朝または夕食後　14日間〜

or **イトリゾール** G

　50 mg　2C　1日1回朝または夕食直後　14日間〜

or **ジフルカン** G

　50〜100 mg　1日1回朝または夕食後　14日間〜

重症または難治のカンジダ症に．

····▶ 内 **フロリードゲル経口用** G

1日10〜20 g　4回（毎食後，就寝前）分割　7日間

or 外 **フロリード腟坐剤** G

　　　100 mg　1日1回1個　14日間

態は，体部白癬は環状，弧状に拡大，中心治癒傾向が特徴的．
腋窩，股部，乳房下などのカンジダ性間擦疹は鱗屑を伴う紅
斑，びらんと周囲の丘疹，膿疱の散在が特徴です．検鏡では
白癬は少し屈折した糸状または分節分生子の連鎖，カンジダ
はブドウの房状の集塊が特徴です．治療はともに抗真菌薬
で，重症の場合のみ内服も検討します．

癜風, マラセチア毛包炎

癜風外用 ......

マラセチア毛包炎外用 ......

マラセチア毛包炎内服 ......

▶ ひとこと MEMO

マラセチアはヒトなど恒温動物の皮膚の常在菌で，特に胸背部，腋窩，頸部，被髪頭部などの脂漏部位に豊富に常在します．癜風，マラセチア毛包炎は，ともにアスリートや多汗の青年に多く発症します．癜風は茶色の円形〜楕円形またはそれが癒合した茶色〜白っぽいシミ状皮疹です．痒みはありません．マラセチア毛包炎は面皰を伴わないニキビ様赤い丘

88002-882 JCOPY

········▶ **ニゾラールクリーム** 🅖 10 g〜

1 日 1 回塗布

········▶ **ニゾラールクリーム** 🅖 5 g
＋アクアチムクリーム 5 g 🥮

1 日 1〜2 回塗布

········▶ **イトリゾール** 🅖

100 mg 1 日 1 回食直後　7 日間

難治の場合のみ.

疹です. 痒いことが多いです. 検鏡での太く短い短冊状の仮
性菌糸と胞子で確定診断します. 癜風は皮膚をメス刃で削っ
て採取します. 微細な落屑が多くとれるため「カンナ屑現象」
と呼びます. 難治例のみ内服治療しますが, 多くは外用で治
癒します. 皮膚炎の項で記載した脂漏性皮膚炎も同様にマラ
セチアが関与するとされています.

帯状疱疹・
帯状疱疹後神経痛

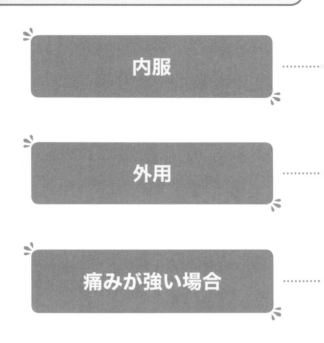

内服 ....

外用 ....

痛みが強い場合 ....

▶ ひとこと MEMO

　私は初診時にはアメナリーフなど抗ウイルス薬とロキソニン，ムコスタ，メチコバール，アズノール軟膏などを処方します．アメナリーフは糞便中に排泄され，腎機能による用量調節が不要という点で画期的な抗ウイルス薬です．1日1回の内服も便利です．アメナリーフ以外の抗ウイルス薬にはファムビル，バルトレックスがあり，それぞれ1回500 mg,

 88002-882 JCOPY

アメナリーフ

200 mg 2 錠 1 日 1 回朝または夕食後 7 日間

これにロキソニン 60 mg，ムコスタ 100 mg，メチコバール 500 µg を各 1 日 3 回 7 日間．

アズノール軟膏

20 g 1〜5 本 1 日 1 数回塗布

内 リリカ 75 mg 1 日 2 回 7 日間（初期量），
1 週間以上あけて 150 mg 1 日 2 回まで漸増

or

内 タリージェ 5 mg 1 日 2 回 7 日間（初期量），
1 週間以上あけて 15 mg 1 日 2 回まで漸増

1 回 1,000 mg を 1 日 3 回 7 日間内服します．解熱鎮痛消炎薬は神経痛の具合や胃の強さなどによりロキソニンをカロナールに変更することもあります．1 週間経過後，神経痛や違和感が残っている場合，桂枝加朮附湯⑱とメチコバールを処方，神経障害性疼痛が強い場合は早期からリリカ，タリージェ内服も追加投薬します．めまい，悪心などに要注意．

水痘（みずぼうそう）

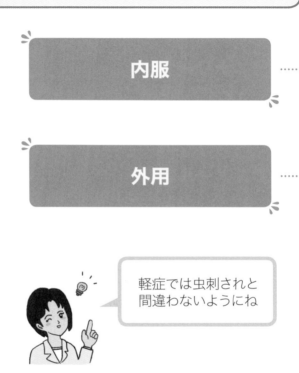

内服 ....

外用 ....

軽症では虫刺されと
間違わないようにね

　顔と被髪頭部，口腔内などを含む全身（手掌，足底は稀）に小水疱をみたら水痘です．主に1〜5歳の小児の疾患ですが，成人でも散見します．成人で発症すると発熱など小児より重症化することが多いです．脳炎，間質性肺炎などの合併症にも要注意です．妊娠初期に妊婦が感染すると，流産の原因や新生児の先天性水痘症候群の原因になることがあり，さ

▶ バルトレックス細粒

成人および体重 40 kg 以上の小児：1 回 1,000 mg 1 日 3 回，成人は 5〜7 日間，小児は 5 日間．40 kg 以下の小児 1 回 25 mg/kg 1 日 3 回 5 日間，最高 1,000 mg/回．

▶ カチリ 30〜100 g 1 日 1〜2 回塗布

らなる注意が必要です．治療はバルトレックス内服，カチリ外用で行います．

　小児の場合は，2020 年現在，学校安全保健法により，すべての水疱が痂疲化するまで登校登園は禁止です．

単純疱疹（ヘルペス）

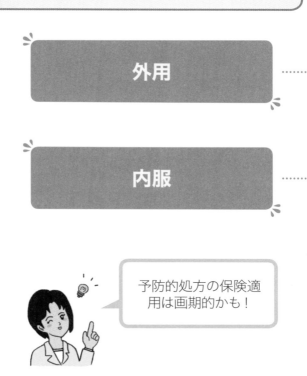

外用 ....

内服 ....

予防的処方の保険適
用は画期的かも！

▶ ひとこと MEMO

　口唇部，口囲，外陰部，肛囲に多いですが，全身いずれに
も発症します．口唇ヘルペスは HSV-1，性器ヘルペスは
HSV-2 が多いとされますが，この限りではありません．顔な
どに多発するとカポジ水痘様発疹症と呼びます．治療はバル
トレックス（または初感染にはファムビルでも）内服，ある
いはアラセナ-A 軟膏外用です．東京都の健康保険上はこの

88002-882 JCOPY

▶ アラセナ–A 軟膏 5g 1日数回患部に塗布

▶ バルトレックス

500 mg 1日2回朝夕食後5日間(初発型性器ヘルペスは10日間)

保険上,内服とアラセナ-A 軟膏外用の同時処方はできません.

内服と外用の同時処方は認められていません.

　短期間で再発を繰り返す単純疱疹には,抗ウイルス薬を長期に連日内服する再発抑制療法以外に,あらかじめ次回の内服分も合わせて処方し,患者自身の判断で初期症状に基づき服用を開始する PIT(Patient Initiated Therapy)という方法も 2019 年に保険適用になりました.

尋常性疣贅（いぼ），ミルメシア，扁平疣贅，尖圭コンジローマ

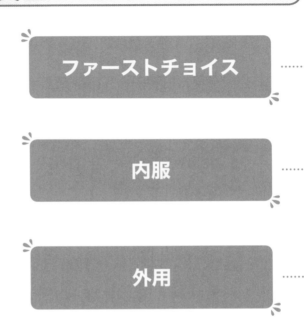

ファーストチョイス ....

内服 ....

外用 ....

▶ ひとこと MEMO

　いずれもヒト乳頭腫ウイルス（HPV）による感染症です．
それぞれ HPV の型が異なります．尋常性疣贅は比較的若年
者の手，足，四肢に好発し，顔，頸などにも発生．特に足底
のものはしばしば点状に出血し，細かい黒点が胼胝や鶏眼と
の鑑別になります．ミルメシアは足底や手掌に生じる蟻塚様
の孤立性の疣．扁平疣贅は青少年，特に青年女子の額，頬や

88002-882 **JCOPY**

⋯⋯▶ 他すべてに対して **液体窒素冷凍療法**

⋯⋯▶ **多発する尋常性疣贅に対して**
ヨクイニンエキス
1 日 18 錠 3 回分服 30 日間〜

⋯⋯▶ **尖圭コンジローマに対して液体窒素冷凍療法のかわりに**
ベセルナクリーム 3 包〜（1 回 1 包塗布）
就寝前塗布. 起床時（塗布後 8 時間が目安）石鹸と水または温水で洗い流す. 週 3 日塗布×4 週間. その後 4 週間休薬. 効果が不十分な場合さらに 4 週塗布とやや煩雑です.

ウイルス性皮膚疾患・急性発疹症

手背などに好発します. 自然消失することもある一方, 難治なこともあります. 尖圭コンジローマは陰部や肛囲に生じる性感染症です. 治療のファーストチョイスはいずれも液体窒素冷凍療法です. ヨクイニンエキスはハト麦でできている漢方薬で, 子供には比較的効く印象があります. 尖圭コンジローマ治療のベセルナクリームは洗い流す必要があります.

伝染性軟属腫（水いぼ）

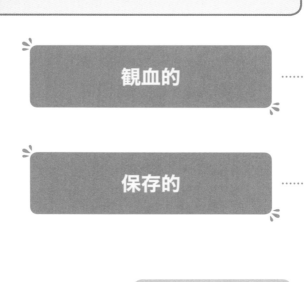

観血的 ....

保存的 ....

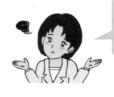

水いぼ，とびひは夏
子供皮膚２大疾患ね

▶ ひとこと MEMO

　水いぼは，乳幼児，小児の顔，体幹，四肢に特に夏に好発
します．プールでの直接接触やビート板を介しての感染が多
いとされています．少数であればペンレステープ貼付のうえ
水いぼ攝子で比較的容易に除去可能です．水いぼ１か所につ
きペンレステープを６分の１に切って除去予定の１〜２時間
前に貼付してもらいます．除去の際出血を伴うこと，ペンレ

88002-882 JCOPY

……▶ 他ペンレステープ貼付後水いぼ攝子
　　で除去

……▶ 他液体窒素冷凍療法

ウイルス性皮膚疾患・急性発疹症

ステープのリドカインによるショック，アナフィラキシー，
けいれん，感作の可能性に要注意です．多数であれば液体窒
素冷凍療法．冷凍療法は1回では済まず時間がかかること，
しばらく色素沈着が残る可能性が欠点です．液体窒素用の綿
棒は，当院では職員の手作りです．水滴の形のように中心を
丸く，先端を極細にするのがコツです（次頁コラム参照）．

たかが綿棒，されど綿棒

　皮膚科の治療ではよく液体窒素を使用します．この時に使うのが綿棒です．

　今までさまざまな病院，クリニックで働いてきて，いろいろな綿棒を使用してきました．なかには既製のものを使ったり，先端が丸い手作りのものを使ったり，そもそも綿棒を使わず，噴射式装置で液体窒素治療をしたこともありました．

　自分でクリニックを開いて今年（2021 年）で 10 年になりますが，私の希望をうまく取り入れながら，スタッフたちが工夫して試行錯誤で完成させてくれた今の綿棒，素晴らしいと密かに自負しています．

　まず綿は，とてもきめ細やかで作っていても手にやさしく気持ちのよい「かくい綿」というものを使用しています．それを薄く何層にも竹グシに巻きつけて涙の形のようなしもぶくれで先端を絞った形に仕上げます．長径 4 cm×短径 2.5 cm ほどです．そうすると 1〜2 mm の小さな疣や脂漏性角化症からでも周囲の正常皮膚に影響を最小限にして治療することができるのです．大きいもの，多数の疣でも綿が液体窒素を十分蓄えてくれるので窒素に 2 度漬けすることなく一気に治療できます．理論上は綿棒の 2 度漬けは許されるのかもしれませんが，私は行っていません．子供の患者さんたちにもお花？　アイス？　綿あめ？　と興味を持ってもらえます．

　たかが綿棒，されど綿棒です．

88002-882 JCOPY

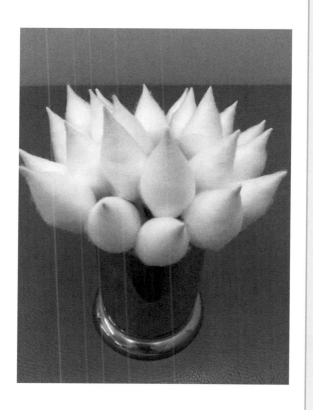

麻疹(はしか), 風疹(三日はしか), 手足口病, 伝染性紅斑(りんご病)

熱などに対する対症療法または安静による経過観察

麻疹, 風疹は 2020 年現在感染症法における 5 類感染症の一部にあたり, 診断後直ちに最寄りの保健所に届ける必要があります (風疹は 2018 年 1 月 1 日より診断後 1 週間以内にから診断後直ちにへと変更).

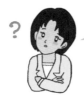

感染症法は変更に対する注意が必要ね

▶ ひとこと MEMO

麻疹は二相性の高熱, 口腔粘膜のコプリック斑, 癒合する全身の紅斑が特徴. 重症感あり. 風疹は軽度の発熱, 表在リンパ節の腫脹, 癒合しない全身の小紅斑. 手足口病は主に四肢末端, 口腔粘膜の孤立性の小水疱. 熱や下痢を伴うことあり. 伝染性紅斑は微熱など感冒様症状に続く両頬のりんご様紅斑, 両上腕と大腿伸側のレース状紅斑が特徴.

88002-882 JCOPY

川崎病

疑ったら総合病院の小児科へ紹介

高率に心血管障害を合併します.

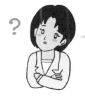

？

大人の川崎病様症状
も話題になったわね

▶ **ひとこと MEMO**

　4 歳以下の小児に好発する全身性の血管炎. ①原因不明の高熱が 5 日以上続いた後, ②眼球結膜の充血, ③有痛性の頸部リンパ節腫脹, ④口唇の発赤, 乾燥, 苺状舌, ⑤四肢末端の浮腫性硬化, ⑥顔面, 体幹, 四肢の不定形の紅斑性皮疹, ⑦BCG 接種部の発赤のうち 3 症状を認めたら川崎病を疑い, 直ちに総合病院を紹介しましょう.

ジアノッティ・クロスティ症候群

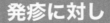

発疹に対し

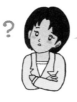

ちがうウイルスなのに
症状は似てるのね

▶ ひとこと MEMO

6ヵ月から12歳の小児の,肘窩膝窩を除く四肢,臀部,頬部,頸部に左右対称性に生じる紅色丘疹.自覚症状はないか,または痒みを伴います.発熱などの軽度の感冒症状を伴うこともあります.約1ヵ月で自然消退します.1955年にジアノッティによりB型肝炎ウイルスの初感染が原因で生じることが報告され,後にジアノッティ病とされた後,B型肝

88002-882 JCOPY

……▶ 例**アズノール軟膏** 25 g
＋亜鉛華軟膏 25 g 1日数回塗布
or 例**レスタミンコーワクリーム**
50 g 1日数回塗布

炎以外の EB ウイルスやサイトメガロウイルスなど種々のウ
イルスでも同様の皮疹が生じることが報告されてジアノッ
ティ・クロスティ症候群と呼ばれるようになりました. 肝機
能検査, 各種ウイルス検査を行い, Ｂ型肝炎が原因の場合は
その治療が必要ですが稀です. それ以外は皮疹に対する対症
療法または経過観察をします.

疥癬

外用

(外用を少なくとも 2 回行い効果なければ)

内服

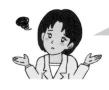

外来でたまにみかけるわね. すごく痒そう

▶ ひとこと MEMO

　疥癬はヒゼンダニの角層内寄生により生じます. 感染力が強く, 介護施設や家庭内で集団発生することがあります. 虫体などに対するアレルギー反応で, 強い痒みを伴う紅斑性小丘疹, 小膿疱, 結節が, 体幹四肢, 特に指間, 外陰部, 腋窩など皮膚の柔らかい部分に生じます. 疥癬トンネルも特徴的で, 肉眼で比較的容易にみつけられます. トンネルの先端の

88002-882 [JCOPY]

▶ スミスリンローション G 30 g 1回塗布

1週間間隔で頸部から無病変部も含めくまなく全身に塗布.
塗布後12時間以上経過後に入浴,シャワー等で洗浄,除去.

▶ ストロメクトール G

200 µg/kg 1回　空腹時水とともに服用

投与後1週間程度で虫卵,虫体,皮疹の新生が見られたら
再投与.

痂疲を大きめに採取検鏡し,虫体または虫卵を認めると確定
診断ができます.ダーモスコピーでも虫体,虫卵を見つける
ことが可能です.治療は,従来オイラックスクリームやイオ
ウ風呂で行なっていましたが,上記の外用,内服が保険適用
されたことでかなり容易になりました.

シラミ症

アタマジラミ，コロモジラミ，ケジラミ

スミスリンシャンプー

ドラッグストアで市販されているものを購入．1回10〜20 mLを濡らした髪にまんべんなく塗布し5分放置して洗い流します．3日に1回使用します．

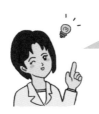

アタマジラミは肉眼でもわかりやすいわ

▶ ひとこと MEMO

アタマジラミは子供が集団生活で感染するケースが多く，家庭内でも広がります．検鏡で虫卵または虫体を認めると確定診断ですが，肉眼でも確認可能です．虫卵は毛の横に付着し，指先で簡単にとれません．スミスリンシャンプーは薬局で市販され，3日おきに使用します．コロモジラミ，ケジラミともに受診頻度は低く，ケジラミは主に性感染症です．

88002-882 JCOPY

　　職員が自分の血液がついたハンカチをアルコール綿
で拭こうとしていて,「アルコールで拭くと固まるよ」
と言うと驚かれ,それではとお湯で洗おうとしたた
め,「お湯もだめだよ」というとまたまた驚かれました.

　　アルコールもお湯も血液のタンパク質を凝固させて
しまうため,血液は落ちません.それでは何で洗う
か?　水です.醤油などの水溶性シミは付いた直後なら
水で落とせるし,ラーメンのスープなど油が混ざった
ものでも直後なら水で目立たない程度まで落とせます.

　　水のチカラに気づいたのは,私が子供の頃,父に言
われて驚いたのがはじまりです.

　　ケガしても,やけどしても,おかずをこぼして服を
汚しても,「まずは水で洗いなさい」と.「え?　水で
いいの?」と思ったものです.

　　ケガはまず水洗いして泥や小石などの汚れを落とし
ます.生理食塩水が理想ですが,用意をしている時間
はありません.やけどもまずは流水で冷却します.こ
れこそ時間との勝負です.どれだけ早く冷やせたかで
その後の治癒の経過が変わってきます.化学物質でも
ごく一部の特殊なものを除いて,まずは流水で洗い落
とします.

　　シンプルだけど,すごい水.シンプルなものにこそ
本質が隠されている…なんて飛躍しすぎ?

マダニ刺咬症

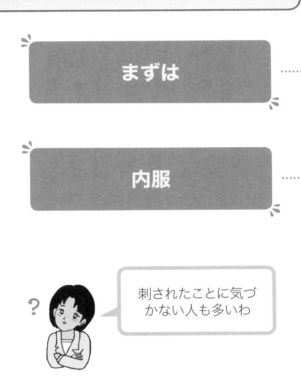

まずは

内服

? 刺されたことに気づ
かない人も多いわ

▶ ひとこと MEMO

　山歩きなどの後，露出部付近に急にスイカの種様，黒子様
のものが生じたとして来院する人を散見します．疼痛，掻痒
などの自覚症状に乏しく，マダニが吸血増大して初めて気づ
くことも多いようです．口器が皮膚に食い込み，安易に除去
しようとすると口器が残存します．ティックツイスターはマ
ダニ専用の除去用具で，ペット用品の店やネット通販などで

88002-882 JCOPY

······▶ Ope局麻下**周辺の皮膚ごと切除**
　　or 他**ティックツイスターで除去**

······▶ **ミノマイシン** 100 mg　1日2回朝夕食後7日間

購入可能です．マダニが病原体を保有している可能性もあり，抗菌薬を予防投与します．特に，2020年現在感染症法4類感染症に指定されている，日本紅斑熱，ライム病，または重症熱性血小板減少症候群やダニ媒介性脳炎などの重篤な疾患を媒介することがあり，注意が必要です．

ネコ蚤刺症

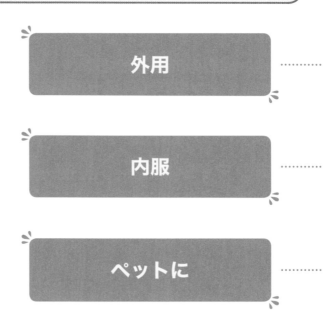

外用 ·············

内服 ·············

ペットに ·············

▶ ひとこと MEMO

　強い掻痒感を伴う下腿を中止とした赤い丘疹で，時に水疱化します．蚤が吸血時に注入した唾液に感作されて生じるアレルギー反応です．ネコ蚤はイヌにも寄生します．治療はベリーストロングクラス以上のステロイド軟膏を塗布します．症状が強い場合は抗ヒスタミン薬の内服，さらに掻破で二次感染が生じた場合は，抗菌薬の内服も追加します．グラム陰

····▶ **アンテベート軟膏** 5 g 1 日数回塗布
　　　　などのストロンゲスト以上のステロイド軟膏

····▶ **ルパフィン** 10 mg 1 日 1 回いつでも 7 日間〜
　　　　などの抗ヒスタミン薬

····▶ 囲**スミスリンパウダー,**
　　or 囲**スミスリンシャンプー**

ドラッグストアで市販されているものを購入．ともに動物の大きさ，毛の長さに合わせて量を調節．パウダーは 1 時間放置して洗い流すか拭き取る．シャンプーは 5 分放置して洗い流す．ともに 3 日に 1 回使用します．

性桿菌による「ネコひっかき病」を媒介することもあります．ネコと直接接触しなくても野良猫が多い場所の土，砂上に蚤が存在し，刺される場合があります．ペットが原因の場合はペットをスミスリンパウダーもしくはシャンプーで治療，改善がなければ獣医さんに相談してください．

蜂刺症

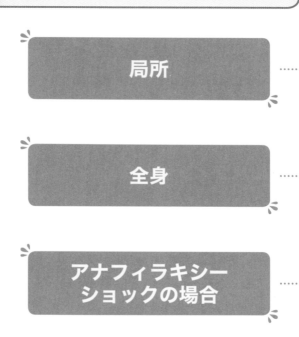

局所 ....

全身 ....

アナフィラキシー
ショックの場合 ....

蜂に刺されたら針が残っていないか確認．ミツバチの針には返しがあります．残っていれば除去，抗ヒスタミン薬第2世代内服，ベリーストロング以上のステロイド外用を塗布します．蜂毒にはさまざまなアミン類，低分子ペプチド，酵素類が含まれ，即時型アレルギー反応をおこしやすいとされています．1回目は蜂毒による局所の刺激反応だけですが，感

····▶ 外**デルモベート軟膏** 5 g 1日数回塗布

····▶ 内**デザレックス** 5 mg
 or **ルパフィン** 10〜20 mg
　　　　　　　　　　ともに1日1回いつでも7日間

····▶ 注刺傷後15分以内に**エピペン注射液**
　　　エピペンの処方にはオンラインなどで講習を受け，会員登
　　　録する必要があります．

作が成立すると，同じ種類の蜂に複数回刺されることにより
アナフィラキシーショックをおこす可能性があります．異な
る種類でもスズメバチとアシナガバチには免疫学的な交叉反
応性があるとされ，要注意です．職業上蜂に刺される可能性
が高い場合はエピペン必携です．なお，スズメバチは黒い色
や香水に誘引され攻撃するそうです．

毛虫皮膚炎

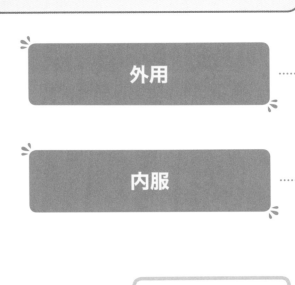

外用

内服

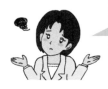

桜並木や山茶花の生垣の傍は要注意ね！

▶ ひとこと MEMO

　ドクガ，チャドクガ，キドクガ，モンシロドクガなどの毒針毛が皮膚に触れ，刺さることによるアレルギー性の皮膚炎です．毛虫は春〜初夏と秋に，椿，山茶花，茶，桜などの葉裏に密集して存在します．毒針毛は，幼虫のみならず，卵，繭，脱皮殻にも存在し，幼虫に触れなくても生じます．年2回，春と秋をピークによく外来でみかけます．皮疹は左右非

　　　　　　　　　　88002-882 **JCOPY**

▶ **アンテベート軟膏** 10 g 1日数回塗布
　　　　　などのベリーストロング以上のステロイド軟膏

▶ **ビラノア** 20 mg 1日1回空腹時7日間
　　　　　　　　　　　などの抗ヒスタミン薬

対称で，集簇する部分と散在する部分が混在する赤い膨疹または小丘疹で，強い痒みを伴い，掻破で拡大するのが特徴です．毒針毛の毒成分に対するアレルギーには，針に触れてすぐ出現する膨疹（即時型反応）と1〜2日後に出現する丘疹（遅延型反応）があります．治療はベリーストロング以上のステロイド軟膏，抗ヒスタミン薬の内服です．

クラゲ刺症

現場で

....

クリニックで処方

....

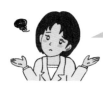

触手が触れた部分が
線状に腫れるのね

▶ ひとこと MEMO

　クラゲ刺症も夏から秋にかけての海で受傷し，外来で比較的よくみかけます．局所の灼熱感，激痛を伴い，水疱，皮膚壊死を生じる場合もあります．毒性の強いものはショックをおこすことがあります．

　局所に対してはベリーストロング以上の，できればストロンゲストのステロイド軟膏で治療します．局所療法が不十分

····▶ 他 熱い砂をかけ，海水でよく洗う

　　　クラゲ毒は熱に弱いとされ，真水より海水のほうが浸透圧
　　　の関係で毒が皮内に入りにくい．

····▶ 外 **デルモベート軟膏** 5 g 1 日数回塗布
　　　and 外 **ルパフィン**
　　　　　　10〜20 mg 1 日 1 回いつでも 7 日間

の場合症状が再燃することがあります．症状により抗ヒスタ
ミン薬以外に鎮痛剤やステロイドホルモンの内服を行う場合
もあります．ショック時はアナフィラキシーの対応に準じま
す．

その他（蚊，ブユなど）

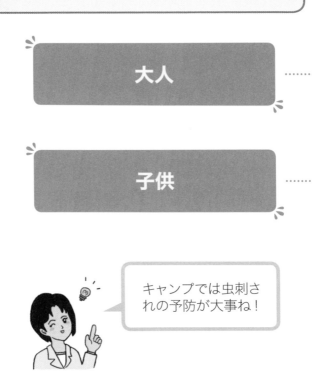

大人 ....

子供 ....

キャンプでは虫刺されの予防が大事ね！

▶ ひとこと MEMO

大人，子供に関わらず夏は虫刺されの季節です．市販の非ステロイド外用薬でもそれなりの効果はありますが，長引くと瘢痕化または結節化することがあります．ステロイド軟膏などで素早く治すのが，痕を残さない治療のコツです．広範囲または蜂窩織炎を起こしている場合は，アレグラなどの抗ヒスタミン薬第2世代，ペニシリン系，セフェム系などの抗

88002-882 JCOPY

····▶ 外**フルメタ軟膏** 5g 1日数回塗布

急性期にベリーストロング以上のステロイド軟膏で素早く
治しましょう．刺されて間もなければ数日の塗布で軽快す
ることが多いです．部位はどこでも.

····▶ 外**リドメックスコーワ軟膏** 5g
or **フルメタ軟膏** 5g 1日数回塗布

子供の虫刺されもステロイド軟膏で素早く治しましょう．
蚊程度なら腫れていてもマイルドクラスで十分なことが多
いです．ブユの場合はストロングクラス以上が必要.

菌薬，カロナールなどの消炎鎮痛薬内服等を追加します．小
児は蚊に刺されただけでもひどく腫れることがあります．特
に山のキャンプなどでブユに刺された際，放置し掻爬を続け
ると慢性痒疹化して治療に難渋することがあります.

口唇炎・口角炎・口囲湿疹

ビタミン薬 ....

漢方薬 ....

外用 ....

　口唇炎・口角炎も長引くことが多いです．口紅，練り歯磨きなどに原因があれば除去．細菌，カンジダなどの真菌，ビタミン B_2，B_6 不足が原因になることもあります．ビタミン B_2 は B_6 を活性化するためセットで処方します．漢方薬の温経湯⑩が長引く口唇炎に意外と有効なことがあり，困ったら試みる価値はあります．外用はまずはアズノール軟膏で．痒

..... ▶ 肉 **ハイボン** 20 mg（ビタミン B₂ 製剤），

and **ピドキサール**

20 mg（ビタミン B₆ 製剤）ともに 1 日 3 回 14 日間〜

..... ▶ 肉 **温経湯** 106 7.5 g 1 日 3 回分服

食前または食間 14 日間〜

..... ▶ **アズノール軟膏** 20 g 1 日数回塗布

or **キンダベート軟膏**

5g 1 日 1〜2 回塗布（1 週間以内）

改善なければアクアチム軟膏 10 g 1 日 2 回塗布.

粘膜疹

みを伴う場合はマイルドクラスのステロイド軟膏も 1 週間以内など短期間の塗布であれば効果的ですが，長期塗布は酒さ様皮膚炎を引き起こす可能性もありおすすめできません．子供などが口唇周囲を頻回に舐めることによっておこる口囲湿疹は舐める行為の禁止とアズノール軟膏だけで治癒することが多いです．

口内炎

外 アフタゾロン口腔用軟膏 5 g

1 日数回塗布

繰り返す場合は **内 補中益気湯㊶** 7.5 g

3 回分服食前または食間 14 日〜

ありふれているけど
慎重さが必要ね

?

▶ ひとこと MEMO

ウイルス説，溶連菌説，アレルギー説などありますが，原因は不明です．単純疱疹，白板症などとの鑑別が難しい場合もあります．再発を繰り返す場合に補中益気湯㊶が有効なことがあります．多発する場合や難治な場合はベーチェット病や炎症性腸疾患，悪性腫瘍などの合併を考慮する必要があります．

88002-882 **JCOPY**

梅毒

㊅**サワシリン** 250 mg 1日6C
３回分服×１期２〜４週間，２期４〜８週間，
感染時期不明の場合８〜12週間

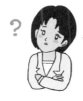

痛みがなくて気づか
ない人もいるのね

▶ ひとこと MEMO

　陰部の硬結，所属リンパ節の痛みを伴わない腫大などを認
めたら RPR，TPHA または TPLA 定量検査を行い，ペニシリ
ン系抗菌薬を投与します．バラ疹など２期に進んでいる場合
は内服期間を延ばし，４〜６週間目くらいに再び定量検査を
行ないます．自覚がなくても術前感染症検査で行う RPR，
TPHA 定性検査での陽性で発見することがあります．

　インフルエンザ予防接種などの「皮下注射」．注射の
イメージ＝痛いですよね？　でも，皮下注射は本当に
"痛い"でしょうか？　場所によって分布の差があります
が，皮膚には 1 cm^{2}あたり 100〜200 の痛点がある
といわれています．そこに当たるか当たらないかは運
なので仕方ありません．でも，そこは一瞬で問題はそ
のあとです．実は皮下注射は教科書どおりに打てばそ
れほど痛くはありません．すなわち，「上腕伸側正中線
下 1/3 の皮下」に打てば．この皮下が問題です．多く
の痛い注射の場合，「皮下に達していない」ことが多い
ように思います．皮膚は表皮，真皮，皮下組織の 3 層
構造になっていて，真皮はさらに乳頭層，乳頭下層，
網状層からなり，意外と厚いしっかりした組織で，神
経，血管が豊富です．でも，皮下組織には神経は真皮
に比べるととても少ないです．つまり，注射液をしっ
かり皮下組織に注入すると実はさほど痛くないのです．
　皮下に薬液を入れるには皮膚をつまんで持ち上げる
必要があります．また，注入するスピードも真皮を押
し上げないようにゆっくり入れるのがコツです．もち
ろん針が細いほど痛点に当たりにくく痛くないに決
まっています．
　手術時の局所麻酔も，最初は皮下に麻酔薬を注射
し，麻酔薬が浸透してから針を浅くし，改めて皮内に
注射するのがコツです．外傷の縫合時の局所麻酔も，
皮膚を通さず傷口から直接皮下に注射するとほぼ痛み
なくできます．子どもの傷の縫合時に泣かれずにすみ
ます．

あとがき

　2019年末から2020年，大変な勢いでwithコロナの時代に変貌し，フィジカルディスタンスをとることを余儀なくされるようになりました．こんな時だからこそ，人との繋がりがいっそうかけがえのないものだと思い知らされています．

　両親に育てられ，学校の先生や友達に恵まれたから医師になることができました．大学病院や教育機関病院で先輩医師や同僚達に小児・一般外科医，形成外科医，皮膚科医としての基礎を叩き込まれました．祖父が漢方医で百味箱を覗いて遊んでいたから漢方薬が身近にありました．ツムラの熱心なMRさんと出会い，漢方薬の講演会に積極的に参加していたら漢方薬を使えるようになりました．

　そんな勉強のなか，講演会で新見正則先生に出会えました．先生の非常にわかりやすいご講演に，これだと直感し，弟子入りを申し出，より深く漢方薬とかかわるようになりました．

　そのご縁で，この本を出版されている新興医学出版社の林峰子社長と出会い，本を書かせていただけることになりました．

　学生の時から憧れていた社交ダンスを2012年に始めて，素晴らしいダンサーである先生と出会い，身体に対する意識と日常生活が一変しました．また，その先生が学生時代マンガ家をめざしていたとお聞きし，本のイラストをお願いしました．

子供の頃から続けていたヴァイオリンと音楽のお陰
で，一生のものと思えるかけがえのない師や仲間や友人
ができました．心の潤いももらっています．

　そして，クリニックに通ってくださる患者さんお一人
お一人に，医師として，また人として育てて頂き，また，
真面目で明るく，優しく，めちゃめちゃ楽しい職員たち
に日々支えられています．

　　　　　　　　　　　2021 年 3 月　チータム倫代

88002-882 JCOPY

参考文献

1) 岩月啓氏監, 照井　正他編：標準皮膚科学　第11版. 医学書院, 2020

2) 大塚藤男著, 上野賢一原著：皮膚科学　第10版, 金芳堂, 2016

3) 日本皮膚科学会, 日本アレルギー学会, アトピー性皮膚炎診療ガイドライン作成委員会：アトピー性皮膚炎診療ガイドライン 2018. 日本皮膚科学雑誌　128（12）：2431-2502, 2018

4) 日本皮膚科学会円形脱毛症ガイドライン作成委員会：日本皮膚科学会円形脱毛症診療ガイドライン 2017年版. 日本皮膚科学会雑誌 127（13）：2741-2762, 2017

5) 日本皮膚科学会疥癬診療ガイドライン策定委員会：日本皮膚科学会ガイドライン　疥癬診療ガイドライン（第3版）. 日本皮膚科学会雑誌 125（11）：2023-2048, 2015

6) 藤本智子他：原発性局所多汗症診療ガイドライン 2015年改訂版. 日本皮膚科学会雑誌 125（7）：1379-1400, 2015

7) 色素性乾皮症診療ガイドライン改定委員会：色素性乾皮症診療ガイドライン. 日本皮膚科学会雑誌 125（11）：2013-2022, 2015

8) 重症多型滲出性紅斑ガイドライン作成委員会：重症多型滲出性紅斑スティーヴンス・ジョンソン症候群・中毒性表皮壊死症診療ガイドライン. 日本皮膚科学会雑誌 126（9）：1637-1685, 2016

9) 掌蹠角化症診療の手引き作成委員会：掌蹠角化症診療の手引き. 日本皮膚科学会雑誌 130（9）：2017-2029, 2020

10) 神経線維腫症1型診療ガイドライン改定委員会：神経線維腫症1型（レックリングハウゼン病）診療ガイドライン 2018. 日本皮膚科学会雑誌 128（1）：17-34, 2018

11) 林　伸和他：尋常性痤瘡治療ガイドライン 2017. 日本皮膚科学会雑誌 127（6）：1261-1302, 2017

12) 鈴木民夫他：尋常性白斑診療ガイドライン. 日本皮膚科学会雑誌 122（7）：1725-1740, 2012

13) 日本皮膚科学会尋常性疣贅診療ガイドライン策定委員会：尋常性疣贅診療ガイドライン 2019（第1版）. 日本皮膚科学会雑

誌 129（6）：1265-1292，2019

14）日本皮膚科学会蕁麻疹診療ガイドライン改定委員会：蕁麻疹
診療ガイドライン2018．日本皮膚科学会雑誌128（12）：2503-
2624，2018

15）日本皮膚科学会接触皮膚炎診療ガイドライン改定委員会：接
触皮膚炎診療ガイドライン2020．日本皮膚科学会雑誌130
（4）：523-567，2020

16）全身性強皮症　診断基準・重症度分類・診療ガイドライン委
員会：全身性強皮症　診断基準・重症度分類・診療ガイドラ
イン，日本皮膚科学会雑誌126（10）：1831-1896，2016

17）井上雄二他：創傷・褥瘡・熱傷ガイドライン―1：創傷一般ガ
イドライン．日本皮膚科学会雑誌127（8）：1659-1687，2017

18）藤原　浩他：創傷・褥瘡・熱傷ガイドライン―2：褥瘡診療ガ
イドライン．日本皮膚科学会雑誌127（9）：1933-1988，2017

19）爲政大幾他：創傷・褥瘡・熱傷ガイドライン―3：糖尿病性潰
瘍・壊疽ガイドライン．日本皮膚科学会雑誌127（9）：1989-
2031，2017

20）藤本　学他：創傷・褥瘡・熱傷ガイドライン―4：膠原病・血
管炎にともなう皮膚潰瘍診療ガイドライン．日本皮膚科学会
雑誌127（9）：2033-2075，2017

21）伊藤孝明他：創傷・褥瘡・熱傷ガイドライン―5：下腿潰瘍・
下肢静脈瘤診療ガイドライン，日本皮膚科学会雑誌127（10）：
2239-2259，2017

22）吉野雄一郎他：創傷・褥瘡・熱傷ガイドライン―6：熱傷診療
ガイドライン．日本皮膚科学会雑誌127（10）：2261-2292，
2017

23）男性型および女性型脱毛症診療ガイドライン作成委員会：男
性型および女性型脱毛症診療ガイドライン2017年版．日本皮
膚科学会雑誌127（13）：2763-2777，2017

24）日本皮膚科学会，日本皮膚アレルギー・接触皮膚炎学会，手
湿疹診療ガイドライン委員会：手湿疹診療ガイドライン，日
本皮膚科学会雑誌128（3）：367-386，2018

25）天疱瘡診療ガイドライン作成委員会：天疱瘡診療ガイドライ
ン．日本皮膚科学会雑誌120（7）：1443-1460，2010

26）日本皮膚科学会膿疱性乾癬（汎発型）診療ガイドライン作成
委員会：膿疱性乾癬（汎発型）診療ガイドライン2014年度版．

日本皮膚科学会雑誌 125（12）：2211-2257，2015

27）土田哲也他：皮膚悪性腫瘍診療ガイドライン第2版．日本皮膚科学会雑誌 125（1）：5-75，2015

28）日本皮膚科学会皮膚真菌症診療ガイドライン改訂委員会：日本皮膚科学会皮膚真菌症診療ガイドライン 2019．日本皮膚科学会雑誌 129（13）：2639-2673，2019

29）佐藤貴浩他：皮膚掻痒症診療ガイドライン 2020．日本皮膚科学会雑誌 130（7）：1589-1606，2020

30）皮膚粘膜病変診療コンセンサス会議メンバー：ベーチェット病の皮膚粘膜病変診療ガイドライン．日本皮膚科学会雑誌 128（10）：2087-2101，2018

31）日本皮膚科学会，日本皮膚悪性腫瘍学会，皮膚悪性腫瘍診療ガイドライン改訂委員会（メラノーマ診療ガイドライングループ）：皮膚悪性腫瘍診療ガイドライン第3版　メラノーマ診療ガイドライン 2019．日本皮膚科学会雑誌 129（9）：1759-1843，2019

32）佐藤貴浩他：痒疹診療ガイドライン 2020．日本皮膚科学会雑誌 130（7）：1607-1626，2020

33）類天疱瘡（後天性表皮水疱症を含む）診療ガイドライン作成委員会：類天疱瘡（後天性表皮水疱症を含む）診療ガイドライン．日本皮膚科学会雑誌 127（7）：1483-1521，2017

34）佐藤貴浩他：痒疹診療ガイドライン 2020．日本皮膚科学会雑誌 130（7）：1607-1626，2020

35）デルゴシチニブ軟膏（コレクチム軟膏®0.5％）安全使用マニュアル作成委員会：デルゴシチニブ軟膏（コレクチム軟膏®0.5％）安全使用マニュアル．日本皮膚科学会雑誌 130（7）：1581-1588，2020

36）中島沙恵子：重症薬疹の病態と臨床．日本皮膚科学会雑誌 130（7）：1639-1644，2020

37）本田哲也：接触皮膚炎の発症メカニズム．日本皮膚科学会雑誌 130（8）：1783-1790，2020

37）夏秋　優：虫と皮膚炎―皮膚炎を起こす虫とその生態/臨床像・治療・対策．学研メディカル秀潤社，2013

38）種村　篤：尋常性白斑の治療．日本皮膚科学会雑誌 130（3）：367-374，2020

39）新見正則・チータム倫代：フローチャート皮膚科漢方薬．新

興医学出版社，2018

40）大原國章，田中　勝：ダーモスコピー・ハンドブック．学研メディカル秀潤社，2007

41）宮地良樹編集企画：皮膚科最新治療のすべて．Derma 190（2012 年 4 月増刊号），2012

42）宮地良樹編：そこが知りたい達人が伝授する日常皮膚診療の極意と裏ワザ．全日本病院出版会，2016

43）相原道子編集企画：実践子ども皮膚科外来．Derma 236（2015年 10 月号増大号），2015

44）新見正則：3 秒でわかる漢方ルール．新興医学出版社，2014

45）新見正則，中永士師明：フローチャート救急漢方薬．新興医学出版社，2020

46）稲木一元，松田邦夫：ファーストチョイスの漢方薬．南山堂，2006

47）二宮文乃：皮膚疾患の漢方治療第 2 集―六経と経絡―．源草社，2015

48）日本皮膚科学会，日本皮膚悪性腫瘍学会，皮膚悪性腫瘍診療ガイドライン改訂委員会（有棘細胞癌ガイドライングループ）：皮膚悪性腫瘍第 3 版　有棘細胞癌診療ガイドライン2020．日本皮膚科学会雑誌 130（12）：2501-2533，2020

事項索引

か

88002-882 **JCOPY**

88002-882 JCOPY

薬剤名索引

88002-882 JCOPY

ま

や

ら

88002-882 JCOPY

本書掲載薬剤　商品名・一般名対照表

商品名	一般名	ページ
英字		
5-FU 軟膏	フルオロウラシル軟膏	111,113
あ		
亜鉛華軟膏	亜鉛華軟膏	15,17,19,21,23, 25,43,65,75,87, 121,147
アクアチムクリーム	ナジフロキサシンクリーム	131
アクアチム軟膏	ナジフロキサシン軟膏	121,165
アクトシン軟膏	ブクラデシンナトリウム軟膏	19,30,39
アズノール軟膏	ジメチルイソプロピルアズレン軟膏	15,17,19,21,31, 123,133,147, 165
アフタゾロン口腔用軟膏	デキサメタゾン軟膏	166
アメナリーフ	アメナメビル	133
アラセナ-A 軟膏	ビダラビン軟膏	137
アレグラ	フェキソフェナジン塩酸塩	25,41,53,57,65, 162
アレロック	オロパタジン塩酸塩	53,55
アンテベート軟膏	ベタメタゾン酪酸エステルプロピオン酸エステル軟膏	31
アンテベートローション	ベタメタゾン酪酸エステルプロピオン酸エステル液	83
イトリゾール	イトラコナゾール	129,131
エキザルベ	混合死菌浮遊液・ヒドロコルチゾン配合軟膏	31
エピデュオゲル	アダパレン・過酸化ベンゾイルゲル	77,79

88002-882 JCOPY

商品名	一般名	ページ
スミスリンパウダー	フェノトリンパウダー	155
スミスリンローション	フェノトリンローション	149
ゼビアックスローション	オゼノキサシン液	43,77
セファランチン	セファランチン	83,85
セフゾン	セフジニル	87,95,121
セルベックス	テプレノン	95
セレスタミン配合錠	ベタメタゾン・d-クロルフェニラミンマレイン酸塩配合錠	57
ソレア	オマリズマブ	53
た		
タリオン	ベポタスチンベシル酸塩	53
チガソン	エトレチナート	63
ディフェリンゲル	アダパレンゲル	76,79
デザレックス	デスロラタジン	53,55,157
デルモベート軟膏	クロベタゾールプロピオン酸エステル軟膏	13,55,157,161
ドボネックス軟膏	カルシポトリオール軟膏	63,69
ドボベット軟膏	カルシポトリオール水和物・ベタメタゾンジプロピオン酸エステル軟膏	63
トランサミン	トラネキサム酸	71
な		
ニゾラールクリーム	ケトコナゾールクリーム	29,131
ニゾラールローション	ケトコナゾールローション	29
ネイリン	ホスラブコナゾールL-リシンエタノール付加物	127

88002-882 **JCOPY**

商品名	一般名	ページ
プロトピック軟膏	タクロリムス水和物軟膏	23,69,80
プロトピック軟膏小児用	タクロリムス水和物軟膏	25
プロペシア	フィナステリド	85
プロペト	白色ワセリン	25
フロリードゲル経口用	ミコナゾールゲル	129
フロリード腟坐剤	ミコナゾール硝酸塩腟坐剤	129
ベセルナクリーム	イミキモド	110,139
ヘパリン類似物質外用スプレー	ヘパリン類似物質スプレー	75
ベピオゲル	過酸化ベンゾイルゲル	77,78
ペンレステープ	リドカイン貼付剤	141
ポリエチレングリコール	ポリエチレングリコール	35
ボンアルファ軟膏	タカルシトール軟膏	69
ボンアルファハイ軟膏	タカルシトール水和物軟膏	63
ま		
マイザー軟膏	ジフルプレドナート軟膏	13
マーデュオックス軟膏	マキサカルシトール・ベタメタゾン酪酸エステルプロピオン酸エステル配合軟膏	63
ミノマイシン	ミノサイクリン塩酸塩	61,81,153
ムコスタ	レバミピド	133
無水エタノール	無水エタノール	35
メチコバール	メコバラミン	133
滅菌精製水	滅菌精製水	74
や		
ユベラ	トコフェロール酢酸エステル	39

88002-882 JCOPY

【著者略歴】

チータム　倫代　Michiyo Cheetham, MD

1988 年　　鹿児島大学医学部卒業
1990 年〜　鹿児島大学第一外科に勤務
1995 年〜　東京大学形成外科に勤務
2011 年〜　祖師谷みちクリニック開業

日本外科学会・日本形成外科学会専門医，日本皮膚科学会正会員，日本東洋医学会会員，日本体育協会認定スポーツドクター，日本プライマリケア連合学会認定医

趣　味　社交ダンス，ヴァイオリン演奏

©2021　　　　　　　　　　　　　　　　　第 1 版発行　2021 年 5 月 20 日

クイック リファレンス
フローチャート皮膚科診療
（定価はカバーに表示してあります）

イラスト　TOMOKI　　　　　　　　シリーズ監修　新　見　正　則
　　　　　　　　　　　　　　　　　　著者　　　　　チ ー タ ム 倫 代

検　印
省　略

発行者　　　　　林　　　峰　子
発行所　　　　　株式会社 新興医学出版社
〒113-0033　東京都文京区本郷6丁目26番8号
電話　03(3816)2853　　FAX　03(3816)2895

印刷　三報社印刷株式会社　　ISBN978-4-88002-882-8　　郵便振替　00120-8-191625